T0294495

Raimon Pla Buxó

ELIXIR DE LOS DIOSES

Un recorrido por la medicina tradicional peruana

Prólogo de Guillermo Reaño
Fotografías de Raimon Pla Buxó

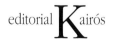
editorial Kairós

© 2017 by Raimon Pla Buxó

© 2017 by Editorial Kairós, S.A.
Numancia 117-121, 08029 Barcelona, España
www.editorialkairos.com

Fotocomposición: Beluga & Mleka, Córcega, 267. 08008 Barcelona
Impresión y encuadernación: Índice. Fluvià, 81-87. 08019 Barcelona

Primera edición: Octubre 2017
ISBN: 978-84-9988-568-1
Depósito legal: B 6.916-2017

Ante todo agradezco este libro al gran regalo que es la vida, a esta presencia de la cual no somos a veces conscientes. A esa oportunidad única que nos brindan de transitar por un instante en este planeta maravilloso. Doy gracias a mi padre por haberme dado el relevo de llevar la responsabilidad hacia mis ancestros. A mi madre por llevarme en su vientre y enseñarme la perseverancia y disciplina que conlleva la escritura. A mi hermano mayor Pep por haber sido un pilar. A mi hermano Pere por enseñarme el camino hacia la filosofía, a mi hermano Carles por ser incondicional. A mi mujer Cristina, compañera de vida. A mi hijo Samai por ser mi maestro y acompañarme en la redacción de este libro. A maestros como Wiston por introducirme en el camino de las plantas sagradas, al maestro Ernesto por devolverme mi integridad, y a todos los maestros con los que me he cruzado en este camino. A las plantas sagradas, que me han abierto la puerta al numinoso. Al yoga, que me ha dado herramientas para continuar en este proceso de vida.

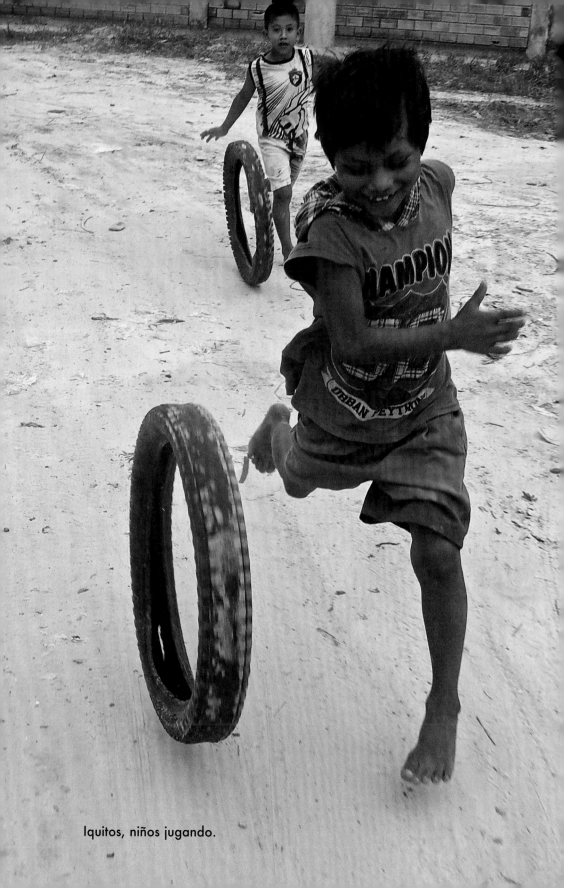

Iquitos, niños jugando.

Sumario

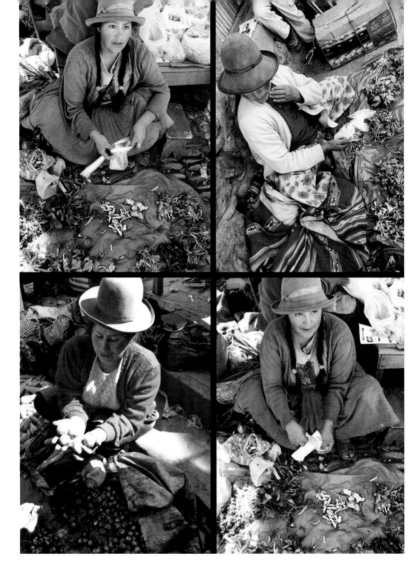

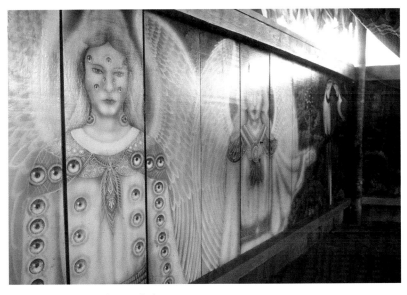

Arriba: Detalle de Maloka Empiri.
Fotos página anterior: Vendedoras del mercado de Písac.

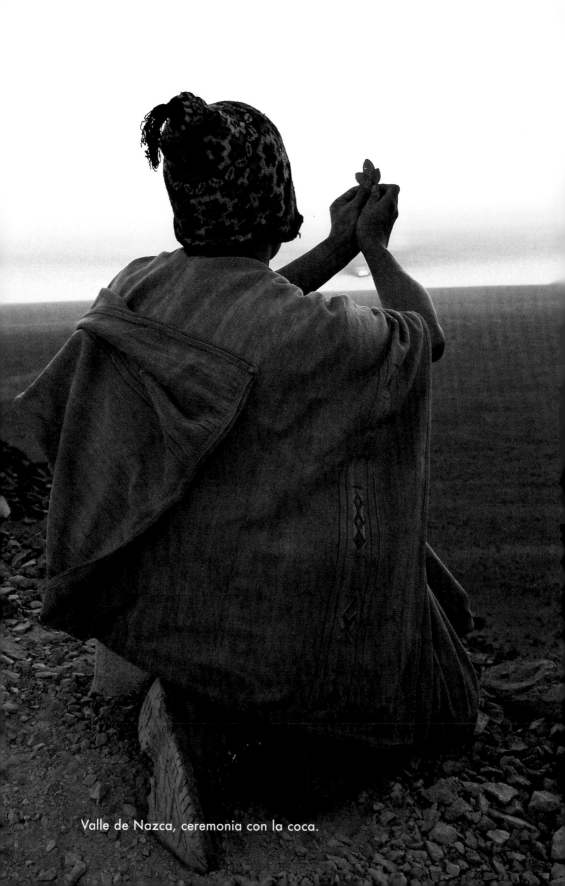

Valle de Nazca, ceremonia con la coca.

Prólogo

Perú es un país antiguo, milenario, de civilizaciones fabulosas cuyos hombres y mujeres (nazcas, mochicas, incas) se esmeraron en tejer leyendas que han sobrevivido a la noche de los tiempos. También es un macizo inmenso, se diría que casi infinito, que se yergue sobre el océano Pacífico, en la costa más estéril del mundo, y se derrama sobre la llanura amazónica para crear una nación-orbe más grande y más extensa que la mayoría de los países europeos.

Un territorio con todos los climas, récord en biodiversidad, con alturas insondables, asombrosos paisajes y una geografía habitada desde hace más de 10.000 años por gentes que hablaron lenguas inverosímiles. El Perú hirviente de nuestros días es un espléndido mosaico de razas, culturas y costumbres. Un espacio terrestre único, en medio de los Andes y de la Amazonía, donde propios y extraños conviven en una suerte de Babel a punto de estallar.

A ese territorio complicado, hostil hasta decir basta, sugerente y a la vez agresivo, a ese Perú liberal y post-Sendero Luminoso, llegó hace algunos años Raimon Pla, el fotógrafo catalán que ha escrito este libro. Una obra que es una especie de cuaderno de navegación y arreglo de cuentas, para describir el universo de la farmacopea andino-amazónica y su poder sanador, justamente en estos momentos de crisis planetaria y pérdida del sentido común.

Además, haciéndolo con absoluta prescindencia de los academicismos que complican los tratados sobre las llamadas plantas maestras y las complacencias propias de los que creen que los enteógenos sudamericanos solo sirven de insumo para la psicodelia de moda o la ingenua literatura sobre el buen salvaje.

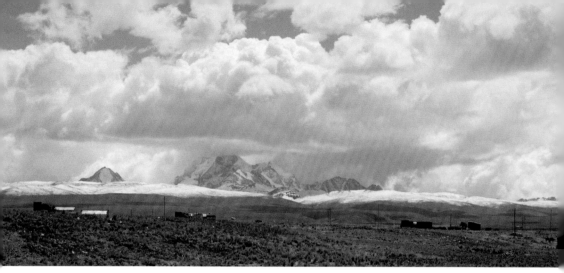

Altiplano en la cordillera de Huantsán.

El amigo Pla va en sentido contrario. Viajero heterodoxo desde muy temprano, estudioso de las plantas maestras de Mesoamérica y Asia, el suyo es un alegato a la razón, a la revalorización del arte de curar, entendiéndolo como una herramienta imprescindible para el buen vivir, el *sumak kawsay* que nos legaron los pueblos amerindios. Las plantas que conforman el herbolario de una nación que, en la actualidad y solo en la actualidad, alberga sesenta pueblos indígenas cuya relación con la tierra, o *pachamama*, ha sido intensa y sumamente respetuosa, y que constituyen un saber chamánico de inconmensurable valor. Como el autor de este libro tiene una clara consciencia de ello, ha surgido la necesidad de registrar de la manera más natural y fidedigna posible el ritual y el testimonio de los maestros que ha ido conociendo en su largo peregrinaje por las tres regiones naturales que dan vida al país.

En cuanto se produjo la conquista, Perú empezó a ser descrito por la ciencia europea. Los cronistas, como Cabello de Balboa, entre otros, se apuraron en describir las prácticas chamánicas y las virtudes de las plantas sanadoras utilizadas por los pueblos, que el arcabuz y el fuego del «encuentro» se encargaron de someter. Los curas doctrineros, sobre todo los que se aventuraron a penetrar en la extensa floresta amazónica, y luego los viajeros del ilustrado siglo XVIII, Ulloa y Juan, entre los españoles, Bonpland y Humboldt, entre los otros europeos, hicieron su parte al despuntar el siglo de las revoluciones anticoloniales.

Antonio Raimondi, otro viajero y descubridor científico de Perú, prosiguió las pesquisas a mediados del ochocientos; luego, Tschudi, Middendorf y muchos más continuaron la tarea. Cantidades de documentos se encuentran en las bibliotecas de América y Europa sobre la coca, la wachuma, la quinina, el chamico, la huillca, el tabaco, el toé, hasta la ayahuasca, la soga de los muertos que a tantos encandila.

Sin embargo, el saber tradicional de los pueblos nativos andino-amazónicos, que implica el uso de variables mentales desconocidas para el hombre moderno, es un reto que estudiosos como Raimon Pla tienen que superar para comprender la valía, la absoluta contemporaneidad del saber chamánico.

A pesar de la resistencia indígena, la cultura de los pueblos originarios fue arrasada por el colonialismo y su máquina trituradora en casi todo el territorio americano; solo en los espacios donde la voracidad del capitalismo no encontró productos para saciar su apetito, lograron sobrevivir tradiciones, modos diferentes de entender el cosmos y la farmacopea, que se sigue utilizando en los bohíos y mercados del Perú profundo.

Tomar nota de lo que se salvó de la hecatombe producida por la barbarie de la colonización es otro de los puntos de este trabajo, pues contribuye a poner a buen recaudo conocimientos y cosmovisiones ancestrales, ya que los arrestos de los nuevos conquistadores amenazan con destruirlos para siempre.

Raimon Pla, viajero atento y hombre contemporáneo, sabe bien que el sistema económico mundial hace tiempo que ha puesto la mira en estos territorios del fin del mundo con el deliberado propósito de succionar sus recursos. La ofensiva cultural que se avecina, disfrazada con el manido argumento del desarrollo, puede ser, si no la detenemos, la última batalla de esta guerra suicida que han declarado la modernidad y el antropocentrismo ciego.

Tarea como la emprendida por Raimon Pla y sus entrevistados, gente sabia y heredera de unas técnicas visionarias que no se deben perder, merecen el aplauso de los que apostamos por otro futuro. Sin duda, no es el que han diseñado los extirpadores de idolatrías de los nuevos tiempos.

GUILLERMO REAÑO

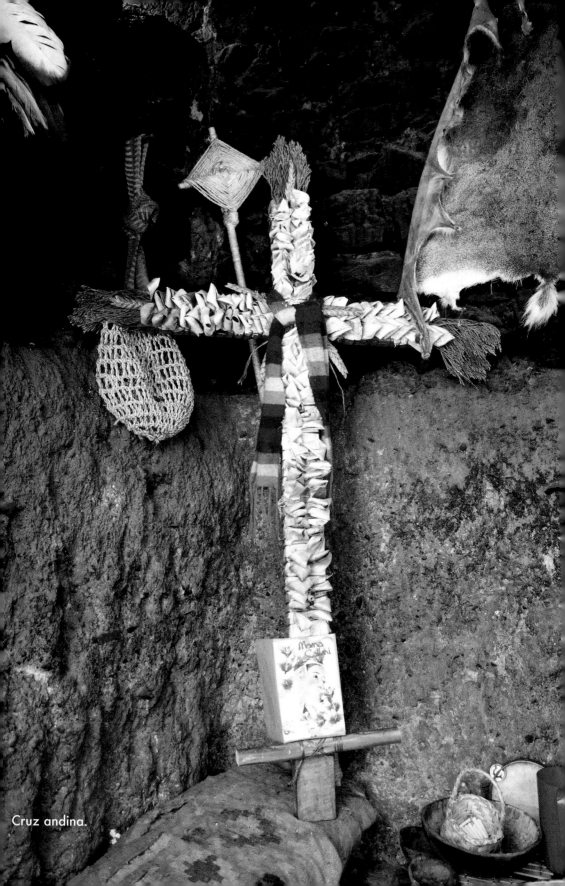

Cruz andina.

Introducción

Escribir este libro me ha llevado años de investigación sobre mi inquietud existencial, mi curiosidad hacia otras culturas que estaban implícitas en las prácticas chamánicas. El mundo chamánico se despertó en mí, como en mucha gente de los ochenta del pasado siglo, cuando leímos la novela de Castaneda, que presentaba personajes con poderes sobrenaturales y con una supuesta sabiduría. Todo esto me llevó a probar sustancias que ancestralmente han sido consideradas y usadas como puertas hacia lo numinoso. Los enteógenos me dieron una pista para entrar en contacto con la esencia del mundo interno del ser humano. Con los años, me di cuenta de que, si no había una preparación tanto psicológica como espiritual, era muy difícil entender y avanzar hacia la comprensión de la cosmovisión chamánica. Este reto hacia lo desconocido me ha generado mucho desconcierto y mucha confusión en algunos momentos, pero también me ha aportado mucho conocimiento acerca de la vida.

Empecé a viajar a muy temprana edad, con lo cual los viajes se convirtieron en una manera de refrescar y relativizar mi cultura. A mediados de la década de 1980, comencé con la fotografía, que en esa época aún era química: el arte de conseguir una imagen para luego desvelarla en la intimidad del laboratorio. Para mí ha sido la herramienta perfecta para poder captar instantes únicos, que luego se han convertido en documentos en mi memoria, ya que me han permitido un acercamiento muy íntimo a los personajes fotografiados todos estos años. Las imágenes hablan por sí solas, pero creo que, en el caso de la fotografía documental, al conocer la historia de cada una, se abren otros horizontes.

En 1988 hice un viaje desde Chicago por la mítica ruta 66, que cruza parte del oeste americano, hasta Real de Catorce (México), un lugar referencial para la cultura huichol. Tomé el cactus sagrado de los huicholes, el peyote, en el desierto de Sonora. En esa experiencia entendí un poco de qué habla Castaneda, pero fue un comienzo a todas mis preguntas, y aunque en todos estos años he obtenido algunas respuestas, siempre aparecen nuevos interrogantes.

Con mi cámara en mano, aventurero y fotógrafo, no paré de buscar si realmente había alguien o alguna cultura que pudiera dar respuesta a mi desconocimiento sobre este mundo mágico. A principios de la década de 1990, viajé a Mongolia, donde realmente fui iniciado en la percepción de lo invisible, pero no me di cuenta de lo que había aprendido hasta muchos años después. En total soledad, crucé el desierto de Gobi, y, a punto de morir congelado, fui salvado de mi arrogancia e inconsciencia por una familia mongol. Sin embargo, mi obsesión de buscador no se detuvo. En el año 2000 organicé junto con mi mujer una expedición en todoterreno, un recorrido por las antiguas rutas que había utilizado el *Homo sapiens* para llegar a Europa. El proyecto, llamado Origennet, trataba de reflejar la medicina y la cultura de cada país a través de las imágenes y las entrevistas. Un viaje que duró casi dos años, en el que recopilamos información acerca de la medicina tradicional en diferentes países. Empezamos por Oriente Medio, Turquía, Siria, Irán, Omán, Yemen, y luego pasamos a África por el mar Rojo en Yibuti. En Etiopía, entrevistamos a un chamán que predijo el nacimiento de nuestro hijo, luego seguimos hacia Tanzania y terminamos en Malaui. Fueron viajes de muchos aprendizajes y de muchas aventuras, pero para mí era el principio de un camino.

En el año 2008 fui a Perú para continuar mi trabajo fotográfico documental dedicado a la medicina tradicional y encontré una de las reservas de medicina ancestral más grande de las que quedan en la actualidad. Volví con mi familia en 2009 y estuvimos un año viviendo allí, ya que lo que había encontrado en Perú conectaba estrechamente con toda mi búsqueda anterior.

He regresado muchas veces y he podido constatar la gran transformación de este país, que en los últimos años ha cambiado a pasos agigantados hacia la exterminación de una cosmovisión que estuvo preservada durante miles de años. He recorrido sus montañas (*apus* en quechua), he respirado sus encantos, me he empapado de un mundo que era muy ajeno a mí y al mismo tiempo muy próximo. Compartí con los queros sus pagos a la tierra, las hojas de coca, las más sagradas, el *ayni* (intercambio en quechua); he comido la nieve del más sagrado, el Ausangate. En el Titicaca he tocado las manos de Wiracocha, me he bañado en sus aguas cristalinas, he conocido a los uros y sus totoras, y he compartido sus inquietudes y sus sonrisas. He vivido en el valle sagrado, siguiendo la autopista estelar de los incas. En Urubamba, con mi familia, mi mujer Cristina y nuestro hijo Samai, he sentido el frío de sus glaciares cuando por la mañana llevaba a mi hijo al colegio. Me he empapado del mundo invisible de los incas, de la cosmovisión andina que aún está latente, porque quinientos años son muy pocos. He recorrido sus grandes desiertos en busca de curanderos: el señor de Sipán, Túcume y las Huaringas para abrir las puertas del cielo con sus san pedritos. De allí a la selva, la más

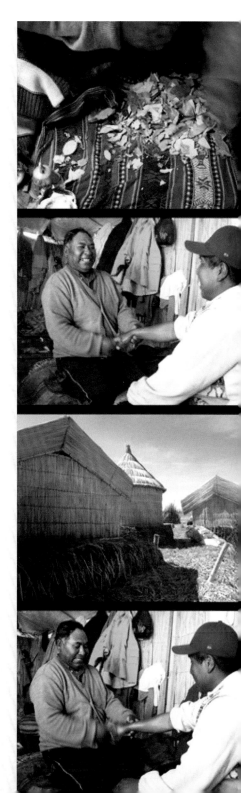

Tirada de hojas de coca.
Curandero Uro, en el lago Titicaca.

grande, la gran frontera verde, la gran desconocida, la más rica y la más fina. Pucallpa, con sus delfines, shipibos haciendo sonar la maraca del árbol del guingo; Tarapoto y su belleza, la sierra azul; Iquitos, la gran isla, el Nueva York de la selva. He navegado por sus grandes ríos, el gran Amazonas, el Marañón, el Ucayali, el Huallaga. Cordillera blanca, cordillera negra y, en su centro, Chavín.

El libro contiene básicamente tres estilos de escritura, supongo que es a causa de mi herencia postmoderna. Hay una parte de ensayo, donde explico datos técnicos aprendidos de los curanderos y los amigos relacionados con estos temas. He sacado mis propias conclusiones, pero tampoco hay que pensar que sean totalmente ciertas. La mayoría del conocimiento chamánico de Perú es transmitido por un guía o maestro oralmente, pero la formación es la propia experiencia de cada individuo, y puede diferir dependiendo de cada etnia (cada maestrillo tiene su librillo). Hablo de las plantas de poder, las más representativas que se pueden encontrar en Perú, cómo se utilizan, para qué sirven, sus actos ceremoniales y la formación de un chamán. Es una información necesaria para que el lector pueda entender las entrevistas y la cosmovisión de cada curandero. Hay una parte, que es un diario de viaje, en la que cuento mis experiencias en ese lugar y cómo llegué a conocer al personaje. Y la entrevista, en la que el personaje que entrevisto explica en primera persona su manera de entender la medicina. Por último, las fotografías, que sobre todo son la referencia.

He decidido dividir el libro en tres partes, según el lugar geográfico, porque los incas lo habían establecido como tres reinos: selva (Amazonía), desierto (zona de la costa) y sierra (cosmovisión andina).

No he pretendido hacer un estudio antropológico, ya que esto me hubiera obligado a plantear una visión científica, que no tengo. Tampoco fotográfica, pues me habría sido imposible fotografiar todas las sensaciones que tuve. Ni siquiera periodística, porque hay una visión personal implicada; ni novelística, porque no soy escritor. Simplemente, he querido mostrar la realidad de un hombre que busca. Las entrevistas y fotografías son las percepciones espontáneas del momento de encuentro con los diferentes curanderos, cada uno de los cuales tiene un conocimiento especial sobre algo.

Quiero agradecer los buenos momentos y la gran simpatía de la gente que se dedica a este tipo de prácticas, ya que, en general, es gente muy hábil que ha pasado muchas pruebas complicadas: retiros en soledad, en busca de una fe que les ha hecho llegar a ser quienes son, con un buen ojo. Muchos de ellos tienen una gran calidad humana y una gran honestidad. Trabajar en sanación es un compromiso con la vida y con el prójimo. Como dice Carol de Boe, todos tenemos la cualidad de curar, pero «para poder curar a los demás hay que saber curarse primero a uno mismo».

En una sociedad donde el crecimiento horizontal (visión de la realidad material) es el que impera, las plantas son la reconexión con un mundo vertical (visión espiritual). La tecnología y la ciencia nos han permitido dar un paso gigante hacia una nueva visión de la realidad, pero no hay que olvidar que no deja de ser un código cerrado, dentro de los intereses de la industria. Para mí, el único código abierto está en la naturaleza, de la que nos estamos alejando, a pesar de que, en realidad, todo es lo mismo. Por eso, ha sido una oportunidad única encontrar lugares en el planeta donde aún se mantiene esa conexión con los ancestros y donde la gente que ha sobrevivido guarda este conocimiento.

En la actualidad, parte de los medicamentos que se utilizan provienen de la Amazonía. De allí, se han sintetizado muchos de los fármacos que nosotros tomamos, pero éstos también han sido modificados por el interés comercial. Muchas plantas que curan en la Amazonía una vez modificadas en los laboratorios pierden sus propiedades sutiles… ¿Por qué será? Allí está el trabajo del curandero, en la intención y en su conocimiento, las plantas pueden ser consumidas si se habla el mismo lenguaje. Pero para entrar en ese código, la planta tiene que ser ingerida sin ningún aditivo, ni sal, ni azúcar, ni proteína animal, ni ningún químico, y tras retiros de muchos años, en soledad.

Estoy convencido de que gran parte de las enfermedades de la nueva era están sintonizadas con el modelo de sociedad en el que vivimos.

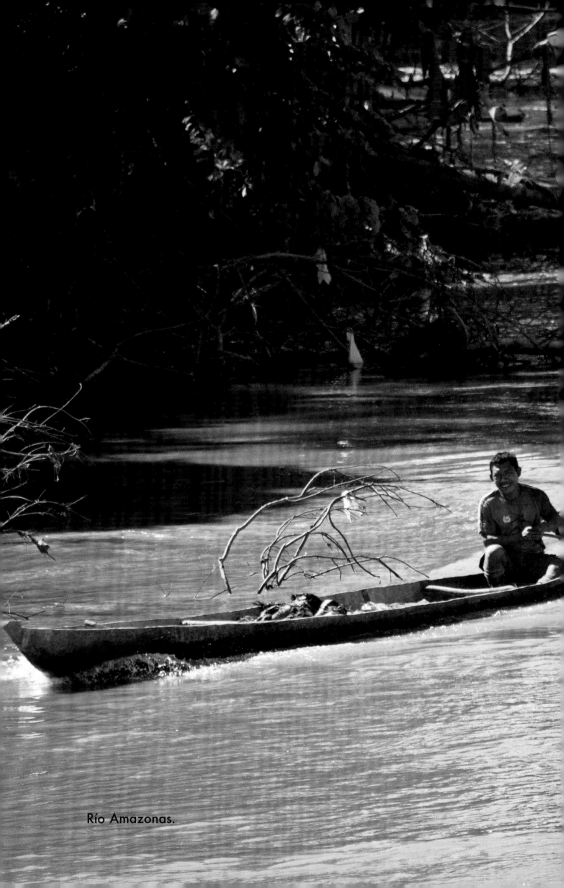

Río Amazonas.

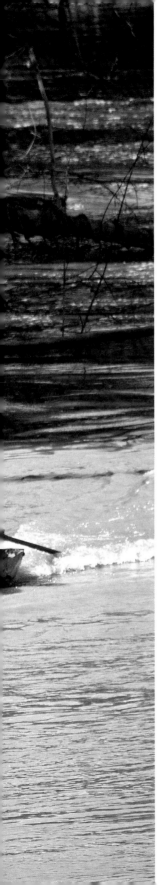

I
AMAZONÍA
PERUANA

La selva

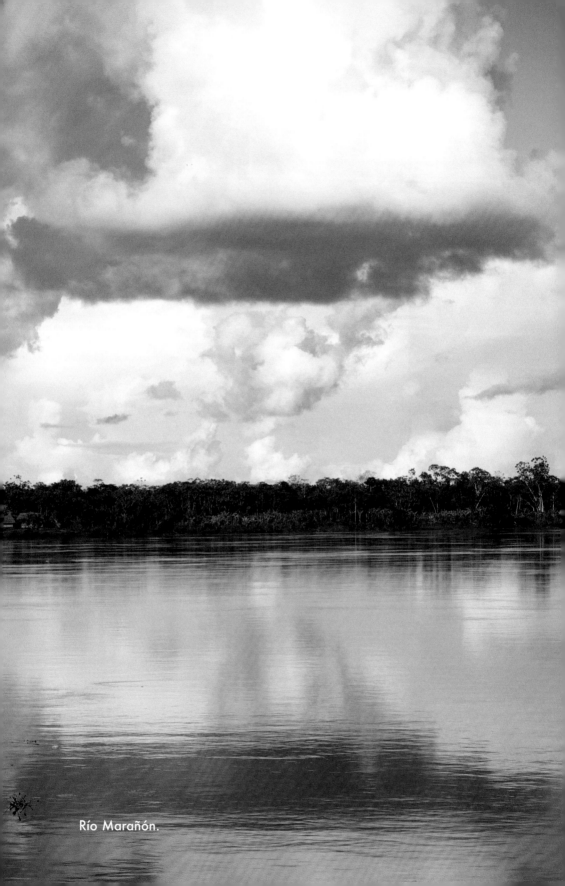

Río Marañón.

1.

Introducción

La selva amazónica ha sido descrita por muchos viajeros como la última frontera, y no están muy lejos de la verdad. Un occidental nunca puede imaginar su magnitud, ni los tesoros que alberga. La primera vez que pisé la Amazonía, en los bosques primarios, fue como entrar en un paraíso prohibido, perdido en la memoria de nuestra civilización. Un santuario. Nunca imaginé que el reino vegetal tuviera tanta fuerza. La madre naturaleza en su máximo apogeo, un jardín diseñado por la vida. Los ríos caudalosos que serpentean su curso, unas aguas de color chocolate, aguas cristalinas en remanso. La vida fluvial de la gente que habita esa gran biodiversidad. Las grandes ceibas, rascacielos del mundo vegetal, el jardín de mariposas con sus mantos multicolores, los cantos de los pájaros que resuenan en cada lugar, y la noche, la gran sinfonía del mundo anfibio, iluminado por los insectos de luz. Uno no queda ajeno a toda esa riqueza e inmensidad, se ve forzado a aceptar la propia ignorancia, ante ese universo que genera un sentimiento desconocido y misterioso. Un universo en el que cada día se está destruyendo algo más, a causa de este mundo absurdo creado por el ser humano. Nadie parece reparar en que la pérdida de este gran templo que es la naturaleza es la destrucción de nuestro legado, en lo más próximo al entendimiento de lo que es la vida.

He podido ver un futuro desolador en los últimos años, pues los dinosaurios de hierro, las Caterpillar, avanzan a una velocidad estrepitosa, haciendo carreteras de mala calidad, y llegan los ejércitos de la sierra con afán de hambre y riquezas. En nombre del progreso, se destruyen millones de hectáreas sin ningún control.

La inescrupulosa sed de fortuna del hombre nos lo repite a cada instante, con cada carga de dinamita que abre la tierra en busca de minerales; con el sonido de la motosierra tumbando mundos en miniatura; con cada desagüe vertido en sus ríos y lagos. Dinamitan los ríos para pescar; legalizan la industria furtiva del oro y de los hidrocarburos. Por último, la mentalidad del colono, que planta naranjas incomestibles destruyendo más de mil especies en biodiversidad. Una hectárea de deforestación, una vaca flaca. La contaminación por petróleo ha afectado al Amazonas del Perú durante los últimos treinta años.

Aunque los pueblos indígenas han vivido durante varios miles de años en este ambiente en armonía con el entorno, es aún poco lo que la cultura occidental sabe acerca de sus ritmos y leyes secretas. Se sabe que reúne los ecosistemas más complejos y biodiversos del planeta. También se sabe que algunas de sus especies pueden convertirse en la esperanza para la cura de los males que afectan al mundo; que cuenta con el potencial de purificar nuestro aire, brindarnos agua y, quizá, muchos de los alimentos del futuro. Pero, increíblemente, sabemos también que mucho de lo que la Amazonía puede ofrecernos desaparecerá, incluso antes de que los científicos hayan podido siquiera registrarlo. Este mundo de selvas aparentemente inacabables tiene límites, y están más cerca de lo que siempre hemos creído.

A mi parecer, aunque cada día los pueblos nativos sean más conscientes de sus derechos y responsabilidades, un ecosistema que estaba integrado en una vida sostenible es indefendible porque los mismos indígenas ya tienen iPhone y Facebook. Se quiera o no, la contaminación de nuestra psique es mucho más rápida que la pólvora. Todos queremos lo que redunda en nuestro beneficio, pero de lo que hagamos en el futuro con estos ambientes dependerá, de seguro, el destino de una parte importante de la vida en nuestro frágil planeta.

Conocer sus riquezas y aprender a valorarlas es lo único que hace falta para iniciar el camino hacia el correcto uso de la selva amazónica, en particular, y de la naturaleza, en general.

Biodiversidad

En el país hay 182 especies de plantas nativas domesticadas, de las cuales 85 son amazónicas, y de las 4.400 plantas usadas para 49 diversos fines, aproximadamente 3.000 también son amazónicas. Perú posee 782 especies de plantas alimenticias y el 70% están en la selva. Se conocen cerca de 1.400 plantas medicinales utilizadas por el hombre rural, de las cuales 890 son amazónicas. Al menos el 80% de la población amazónica depende del uso de esas plantas para tratar sus problemas de salud, ya que no tiene la posibilidad de acceder a centros médicos ni a los fármacos provenientes de los laboratorios. Un ejemplo es que solo en la ciudad de Iquitos se usan 92 especies de plantas medicinales y un sector entero del mercado más grande de la ciudad está dedicado a su venta.

Medicina amazónica

La medicina amazónica tradicional se basa en el conocimiento del entorno adquirido por una sola persona. Ese conocimiento acerca de las plantas y sus aplicaciones se utiliza para mejorar la salud de los demás. Una sabiduría que ha pasado de generación en generación, no solo de forma oral, sino también a través de lenguajes no perceptibles a nuestra consciencia. En Occidente se les ha llamado chamanes, pero realmente son curanderos que han aceptado el compromiso de vida que implica dedicarse a curar a los demás. El proceso de cómo he entendido que funciona esta tradición amazónica peruana lo explicaré a grandes rasgos en los siguientes apartados.

Curanderos

En la Amazonía existen varios tipos de curanderos dependiendo de su maestro, familia, experiencia o la relación que hayan tenido con la planta y su tradición. Hay algunos que trabajan en dife-

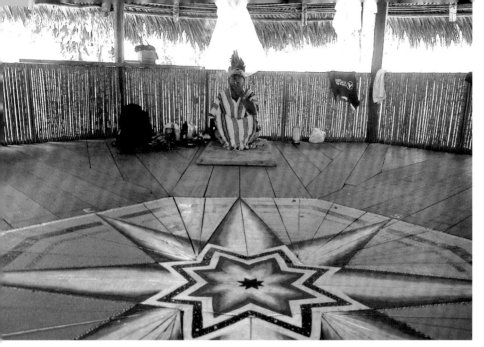

Maloka de ceremonias, en Lamas.

rentes líneas de plantas. Los que he conocido son ayahuasqueros, tabaqueros, perfumeros, purgueros y sobadores, piedristas, brujos, maleros, camalongueros, paleros espiritistas. Podríamos decir que el aprendizaje de cada especialidad es como una universidad, donde existen algunos graduados, que con el tiempo irán subiendo un peldaño más. Aunque depende de cada curandero, estos aprendizajes pueden durar toda la vida, a pesar de que la formación como tal dura más o menos diez años.

Según nos explica el psicólogo Jaime Torres Romero, «hay varias formas de iniciarse en la tradición chamánica de la Amazonía peruana, como, por ejemplo, el padre, la madre o el abuelo eran chamanes o curanderos y pasan sus conocimientos a sus descendientes. Estos chamanes consideran que el arte de curar es un don que viene de Dios a través de los espíritus de las plantas y, por ello, casi nunca cobran por sus servicios. En cambio, suelen decir a los pacientes que traigan o dejen "su voluntad", lo que ellos consideran que el servicio vale, por eso se suele pagar con dinero o con víveres. Se puede concluir que el arte de curar es una manifestación de lo intrínseco, de lo inconsciente de la persona, y que no es producto de una decisión racional, premeditada o porque está de moda. El don o el llamado se manifiesta en el preciso momento en el que ellos mismos se están curando de alguna enfermedad. Es decir, primero han sido pacientes, han acudido al médico a fin de ser tratados a causa de algún mal físico o espiritual que les aquejaba. La persona irá descubriendo su arte, su método, su especialidad en la que el linaje o el maestro le haya transmitido, a través del proceso de curación-aprendizaje».

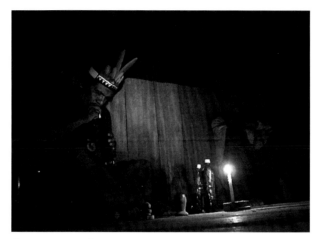

Ceremonia Chatzuta.

Por el contacto que he tenido con ellos, he podido observar que la gran mayoría son gente muy bien adiestrada en el proceso vivencial, con valores emocionales muy equilibrados. Muchos de ellos tienen una gran humildad e integridad, aunque, como en todo, también existen los que usan la energía en su propio beneficio. El mundo dual de lo blanco o lo negro está bien diferenciado, pero, en definitiva, para la comunidad amazónica son lo mismo. Aunque curiosamente el lado oscuro, que es para hacer el mal, está bien aceptado por la sociedad.

La ceremonia (ritual)

La ceremonia de la ayahuasca dependerá de la tradición a la que pertenezca el curandero. En Perú se celebra de noche, generalmente en la selva y en lugares apartados. Si uno viene de Occidente, solo el hecho de estar inmerso en la naturaleza y en esos lugares ya es una experiencia mística. La oscuridad permite entregarse con mayor facilidad a las visiones y aísla de los estímulos visuales exteriores. Se celebra en una maloca (típica construcción amazónica, elevada del suelo, sin paredes y con techo de hojas de palmera), pero también he estado en sesiones dentro del contexto urbano, que son bastante distintas, pues la toma de la ayahuasca requiere mucha concentración y la percepción puede cambiar.

El maestro, o curandero, es el que guía la sesión, cantando ícaros (cantos mágicos aprendidos durante sus dietas). Cada maestro tiene sus cantos y sus habilidades en la forma de dar la sustancia. Por lo general, antes de tomar ayahuasca el curandero suele «icarar el brebaje», proceso que consiste en cantar un ícaro y soplar humo de un mapacho (tabaco amazónico) dentro de la botella donde se encuentra la ayahuasca. El curandero reparte la ayahuasca entre los participantes y elige la cantidad, según sea su percepción de las necesidades de cada persona. En ocasiones, el curandero o maestro puede soplar tabaco o agua florida (un tipo de agua de colonia, con un olor muy característico), antes, durante o después de la ceremonia. Cuando todos los participantes y el curandero ya han tomado la ayahuasca, se hace silencio y se espera a que empiece la experiencia. El maestro comienza a cantar; los cantos sirven para guiar la experiencia y se alternan con períodos de silencio más o menos prolongados. El objetivo es sanar y dar protección para que no puedan entrar las malas energías al grupo. Cada ícaro (canto de curación y protección) está dirigido con una visualización y en una dirección. Cuantas más dietas de plantas haya realizado, más conocimiento tendrá el curandero para gestionar la sanación de los participantes.

Se puede decir que durante la ceremonia es realmente donde uno entra en la intimidad de su ser, porque solo el ritual en sí, in-

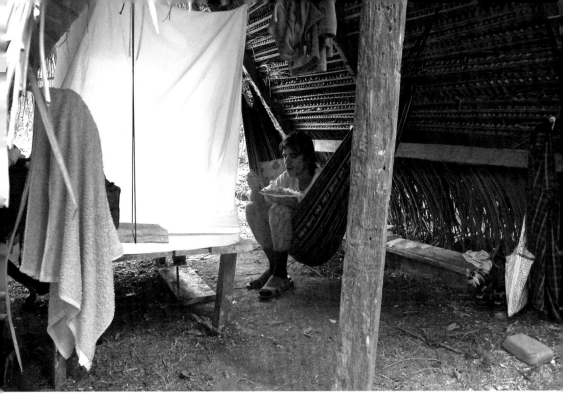

Tambo, lugar de retiro de las dietas amazónicas en el Centro Situlle.

cluso sin la sustancia, es revelador. La música te impacta, te lleva, te hace viajar a profundidades desconocidas del ser, y si el curandero canta como un ruiseñor, es una maravilla, porque es como estar en un gran concierto donde uno es el espectador y, al mismo tiempo, participa dentro del grupo. Las ceremonias suelen durar la embriaguez de la sustancia, que son unas cuatro horas, dependiendo de la potencia con que la ayahuasca haya sido preparada. No todas las ayahuascas son iguales, su potencia depende de su preparación, de la zona y del maestro que la prepara. En los rituales existen diferencias notables de un país a otro, dependiendo del tipo de ritual y la finalidad con la que es utilizado.

En Brasil, a principios del siglo pasado nació la tradición del Santo Daime, culto cristiano basado en la tradición espiritista europea. En sus sesiones, los participantes bailan y cantan, alineados de pie en formaciones ordenadas, con un grupo de personas tocando la guitarra. Muchos de los participantes hacen sonar maracas, hechas de lata o de aluminio con semillas dentro. Las sesiones de fiesta suelen durar alrededor de once horas y se celebran durante la noche.

Dietas amazónicas

La dieta amazónica es el eje y la base del conocimiento ancestral amazónico, además de ser el primer paso para aprender medicina, para autocurarse o curar a un enfermo. Las dietas a base de plantas se originaron como una práctica para desarrollar la sintonía con las corrientes del espíritu que subyacen en el mundo material. Desde hace mucho tiempo, esta práctica se ha aplicado a habilidades como la caza, la adivinación, las consultas ancestrales y la curación. La medicina tradicional es parte de un sistema más amplio de relaciones entre el hombre y la planta, que caracterizan a muchos de los pueblos indígenas de la Amazonía, ya que la cuenca del río está poblada por una gran concentración de plantas con comportamientos químicos muy complejos.

La dieta se basa en la ingesta de plantas o árboles amazónicos que denominamos maestros o maestras y que en su gran mayoría contienen alcaloides. Estas plantas o árboles se toman en retiros de soledad en la naturaleza, guiados por un maestro. El aprendiz o el futuro curandero se somete a largos ayunos sin consumir sal, ni proteína animal y consumiendo solo algunos vegetales seleccionados. Asimismo, el sexo también está ausente, no se puede tocar a la gente, ni a los animales, ni exponerse al fuego o al humo, pues podría influir en el procedimiento… Se toma la planta en diversas formas, chancada o cocida, ya que la finalidad es sacar su esencia. La creencia dice que se debe entrar en la vibración de la planta. En la Amazonía se cree que todo ser vivo tiene un espíritu, y que, para conseguir tomar contacto, el cuerpo debe estar debilitado.

Depende del diagnóstico del curandero el que se pueda realizar una sanación. Los retiros suelen durar ocho días, dependiendo de la planta ingerida, ya que algunas pueden ser dietadas más de tres meses, según la enfermedad o la formación que tenga el aprendiz.

Los seres humanos han estado interactuando con ellas durante miles de años, por eso la tradición de curar con plantas medicinales está muy bien desarrollada.

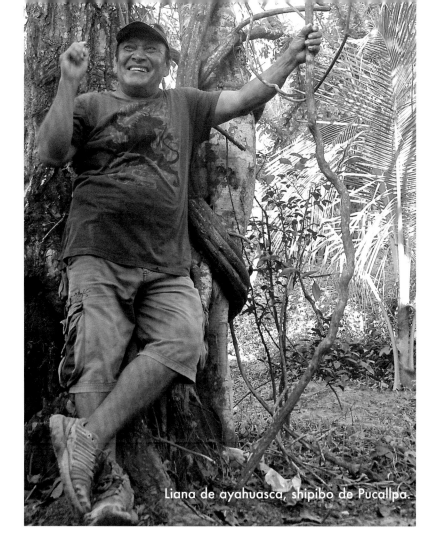

Liana de ayahuasca, shipibo de Pucallpa.

Plantas sagradas de la selva

La ayahuasca

Es un enteógeno muy potente. El componente básico es una decocción la liana *Banisteriopsis caapi*, cuya propiedad es su contenido en inhibidores de la monoaminooxidasa (IMAO). Se mezcla con las hojas de arbustos llamados chacruna del género *Psychotria*, por su contenido en dimetiltriptamina (DMT). Procede de la Amazonía.

Como ocurre con casi todos los enteógenos, su ingesta modifica el estado de consciencia, pero, a diferencia de otros que amplifican la percepción del mundo exterior, la ayahuasca es una puerta al mundo interior de cada uno. Una escalera por la parte trasera, pues lo que un yogui de la India tarda toda una vida en alcanzar, se puede conseguir con la ayahuasca a veces en menos de media hora. Como hay una gran amplificación emocional, lo interno se vuelve externo y se visionan nuevas realidades que uno nunca se ha podido imaginar jamás. Sin embargo, no se pierde la consciencia del yo, ya que es un estado de sueño viviente, que te puede mostrar todos los conocimientos ocultos de la naturaleza y entender cómo ha ocurrido la creación, sin perder la consciencia de lugar. Te abre a otra dimensión y te traslada al cuerpo astral, o cuerpo sutil, que ya ha sido postulado por algunas filosofías como un elemento intermedio entre el alma inteligente y el cuerpo físico, también conocido como cuarta dimensión. Es un estado de expansión de la consciencia, que tiene un potencial telepático cuántico, por eso se puede profundizar en el organismo, saber cómo funciona la psique, la célula, ir al campo celeste, etc. Uno se da cuenta del universo invisible en el que vivimos, donde no hay espacio ni tiempo. Tienes la percepción de que todo es sagrado, de que hay otras fuerzas superiores que están por encima de nuestra consciencia. Se han hecho muchos estudios sobre la ayahuasca, y yo, como investigador empírico, he intentado ir un poco más allá, porque al mismo tiempo que es una panacea, es totalmente desconocida para nosotros, sobre todo en relación con los efectos que provoca en nuestra psique.

Como dice un maestro ayahuasquero «una sola toma puede servir para toda una vida», y posiblemente sea así, si lo que quieres es tener una experiencia enteógena. Pero creo que la persona que quiera experimentar con este tipo de sustancias tiene que haber hecho un trabajo previo para conocer los orígenes de estas plantas, ponerse en contexto o realizar una preparación con un curandero, para saber qué efectos puede provocar. Sin estas premisas, es muy posible que pueda generar confusiones de interpretación de la realidad en nuestro contexto social.

Historia de la ayahuasca

Mucho se ha escrito sobre el posible origen de la ayahuasca por parte de la cultura occidental. Autores como Albert Hofmann, Richard Evans Schultes, Jonathan Ott y otros exponían que es un enteógeno que constituye la base de la medicina tradicional de al menos setenta y cinco diferentes tribus indígenas de la región amazónica, pero la historia de la ayahuasca es relativamente desconocida. Debido a la falta de datos y pruebas, nadie sabe dónde se originó el uso y la preparación de la ayahuasca, aunque diversos hallazgos arqueológicos, como vasijas de cerámica, figurillas, bandejas y tubos, indican que las plantas sagradas se han utilizado en la Amazonía ecuatoriana más o menos desde 1500-2000 a.C. Una copa ceremonial encontrada en Ecuador y que se cree que tiene más de 2.500 años contenía trazas de ayahuasca. No hay registros escritos de aquella época, pues los conquistadores españoles y los católicos destruyeron y aniquilaron a más de sesenta millones de indígenas. La Amazonía fue el gran refugio de las grandes culturas de cosmovisión chamánica de ese momento. Los incas dominaron técnicas muy sofisticadas sobre la percepción de la naturaleza, domesticaron millares de vegetales; casi el 60% de los vegetales que consumimos vienen de Perú. También modificaron sus adaptaciones, como nosotros hacemos con los transgénicos; estos secretos estaban solamente permitidos en las castas sacerdotales.

Los jesuitas que viajaron por el Amazonas fueron los primeros europeos en mencionar la ayahuasca. En un informe que data de 1737, se la describe como una poción embriagadora que es ingerida para ponerse en contacto con los dioses o con otros fines, y que tiene el potencial de desconectarle a uno de todos sus sentidos y, a veces, hasta de su vida. Otros exploradores también se refirieron a la ayahuasca, yagé y caapi, pero no mencionaban más detalles.

En 1850, el botánico inglés Richard Spruce exploró la región amazónica y describió las fuentes y la preparación de la ayahuasca y los efectos que provocó en su persona. En 1851, mientras exploraba el alto Río Negro, observó que los indios tukano usaban yagé, y recogió algunas muestras de la *Banisteriopsis*, que luego envió a casa para su análisis químico. Dos años más tarde, en Perú, volvió a observar el uso de la *Banisteriopsis* dos veces más. En 1860 se encontró con que la usaban los indios guahibo de Colombia y Venezuela y, más tarde ese mismo año, descubrió que además la usaban los indios záparo de Perú. Viendo cómo se preparaba la «poción diabólica», Spruce sospechó que la mezcla de las plantas causaba los efectos psiquedélicos del brebaje y se dio cuenta de que la *Banisteria caapi* (el nombre de la especie resultó estar equivocado, pues estudios botánicos posteriores demostraron que en realidad pertenecían al género *Banisteriopsis*) era considerada como un ingrediente activo de la ayahuasca. Más de un siglo después de que hubiera enviado muestras de *Banisteriopsis caapi* a Inglaterra, estas fueron finalmente examinadas en 1966 y se constató que aún eran psicoactivas. Los descubrimientos de Richard Spruce no fueron publicados hasta 1873, y se tardó otros treinta y cinco años en publicar sus notas de forma completa. También en el siglo xix, diversos etnógrafos, botánicos y exploradores hablaron de sus encuentros con el uso de una bebida sagrada preparada por varias tribus indígenas de la región amazónica y mencionaron las raíces, o vides, utilizadas en este procedimiento, pero raramente recogieron especímenes de las plantas. Sin embargo, se estableció el hecho de que se utilizaban diversas mezclas para hacer ayahuasca.

Aplicaciones terapéuticas de la ayahuasca

En la actualidad han aparecido muchos centros de salud que han fusionado la medicina occidental con la medicina tradicional amazónica. Uno de los centros con más relevancia es el Takiwasi, dirigido por un francés, el doctor Jacques Mabit, y por la doctora Rosa, de origen japonés. Ellos han sido pioneros en darse cuenta de que la aplicación de las dos medicinas es muy efectiva en muchos campos de las adicciones y en la salud en general.

Según este centro, la ayahuasca representa un poderoso instrumento de sanación del ser humano en sus diversas dimensiones, pues restablece el orden y la armonía. Su función esencial consiste en realizar procesos de reconciliación con nuestra biografía, con nuestros orígenes familiares y culturales, con nuestro cuerpo, con nuestra historia individual y colectiva. «Los participantes describen experimentar cambios terapéuticos en sus vidas al tomar ayahuasca, que puede ser considerada como un catalizador de cambio o como un acelerador de procesos» (Labate, 2004).

En la actualidad, creo que la ayahuasca aún tiene un recorrido muy grande, en el campo terapéutico y en la cosmovisión científica, pero es una sustancia de alto riesgo si no es utilizada por maestros acreditados o clínicas que tengan un conocimiento profundo de la tradición amazónica.

Turismo místico de la ayahuasca

Perú es uno de los países con mayor tradición de turismo ayahuasquero, etnias como, por ejemplo, shipibo-conibo, asháninkas, capanaguas, etc., ofrecen su tradición.

La ayahuasca para el mundo indígena siempre fue sagrada, exclusiva para la gente elegida de la comunidad y con muchos años de preparación. En un mundo de consumo rápido ha encajado a la perfección, pues una toma de diez a treinta minutos dura cuatro horas, que dan tiempo a los cantos de alabanza. Un negocio muy lucrativo que tiene un cierto premio social para los consumistas de mercadillo místico.

La globalización ha llegado a la selva desde hace unos años y le llaman turismo místico. En el mismo *pack* del hotel, por unos cien dólares puedes dormir, probar ayahuasca y hasta te pasean un ratito por la selva. Sustancia perfecta y sistema de consumo de los McDonald's: consumes, pagas y te vas. Habrás estado con un chamán, que seguramente es *maître* del hotel y, si tiene un poco más de técnica en la sustancia, mirará de aprovecharse de alguna de las turistas ilusas.

La segunda opción para los que tienen un poco más de dinero es con algo más de calidad en el servicio, al menos no es el *maître* del hotel quien ejerce de chamán y el repertorio de canciones puede ser mejor. Pero a saber dónde se ha formado y con quién; en definitiva, es un servicio comparable al del McDonald's, pero con otro estatus, y si no «ves» nada en la sesión, te dicen que «la planta no te quiere».

Hay otro nivel, es el de los que han visto un oficio de futuro y que han recuperado la tradición de sus familias, en las que el abuelo o tío o algún pariente se dedicaba a estas prácticas.

Otro nivel es el de los más humildes, gente que por tradición ha hecho esto toda la vida, y son curanderos, los hay muy buenos que practican para su comunidad.

Por último, están los de más nivel en la jerarquía de conocimiento de la ayahuasca, son los que dominan la materia en profundidad con un linaje, con gran conocimiento cultural, social e intelectual, gente de mundo. Estos son los que han formado a la gente en la época de la década de los años 1990, a aventureros místicos, doctores, psicólogos, intelectuales. Son los que han exportado la medicina a escala planetaria y conjuntamente con el Santo Daime, un culto que une el cristianismo con la tradición amazónica.

Tabaco amazónico

El tabaco comercial que Occidente consume es la especie *nicotiana tabacum*. En cambio, el tabaco de la Amazonía es la especie *nicotiana rustica*; su propiedad más característica es su elevado contenido en nicotina.

Hay muy poca información sobre el tabaco y sus propiedades medicinales. Como toda planta que ha estado procesada por la industria, como la coca (de ella se extrae la cocaína) o la amapola, de la cual Bayer sintetizó la heroína, el tabaco de los cigarrillos literalmente mata una vez que ha pasado por todos los tratamientos químicos.

Los efectos de cualquier sustancia psicoactiva dependen de tres factores condicionantes: sustancia, consumidor y contexto. De hecho, tomado aisladamente, ninguno de estos elementos es susceptible de provocar una patología adictiva; es necesaria la sinergia de

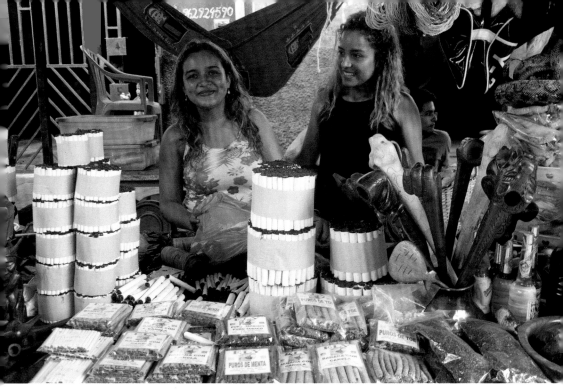

Vendedoras de tabaco en el mercado de Belen Iquitos.

los tres. En sí no hay tampoco ninguna sustancia tóxica, ya que la toxicidad depende de la dosis, del sujeto que consume, de la forma de consumo y del contexto afectivo, emocional, religioso y ritual.

El tabaco tiene varias aplicaciones en el mundo del curanderismo, pero sobre todo sirve para curar. Según las tradiciones chamánicas y medicinales del Alto Amazonas, toda planta sagrada, y el tabaco lo es, debería ingerirse primeramente en sus formas sólida (tierra) y líquida (agua) para incorporar esa dimensión energética al cuerpo. En una segunda etapa se puede fumar (fuego y aire). Si se empieza fumando, el cuerpo no puede soportar o metabolizar la energía masculina solar y aérea, con lo cual se metaboliza la energía, pero a nivel mental, lo que provoca la consiguiente adicción. En todo proceso (como el nacimiento), se empieza con lo femenino (encarnación-tierra-materia en útero de agua) y luego se sigue con lo masculino (nacimiento al aire y la luz), o sea que hay una gestación previa. Para curarse de esa inversión, al iniciarse con el humo del tabaco, es necesario retomar la energía del tabaco en forma sólida (rapé) y líquida (infusión).

El tabaco es una planta conectada a la pureza, a la energía crística, por eso lo llaman el maestro de todas las plantas, ya que es la única planta que interactúa con todas las demás.

Historia del tabaco

Siglos antes de que se oyera hablar de conquistas y descubrimientos, el tabaco era una planta considerada sagrada por los pueblos indígenas, tanto de América del Norte como del Sur, y su consumo se limitaba principalmente a un contexto medicinal, ritual y sagrado. Se le apreciaba como una medicina de suma importancia, un regalo de los dioses; para los mayas era la «carne de los dioses».

Pocas plantas son tan importantes como lo es el tabaco para el chamanismo sudamericano y las medicinas tradicionales de la Amazonía. Hace muchos siglos que los indígenas sudamericanos descubrieron todas las formas de utilizarlo: fumado, bebido, como rapé, mascado, como pasta para ser chupado, aplicado en las encías o como enema (Gately, 2003; Schultes y Raffauf, 2004).

Algunas noticias sobre las propiedades medicinales de la planta del tabaco habían despertado la curiosidad de los europeos, y en 1550 las primeras semillas llegaron a España y Portugal para iniciar su vida en los jardines de los palacios, cuidada y estudiada por los médicos de la corte, llegando incluso a los jardines del Vaticano. Jean Nicot, médico de la corte de Catalina de Médicis, reina de Francia, investigó y trató con éxito algunos tumores con un ungüento a base de hojas de tabaco. En 1565, el médico sevillano Nicolás Monardes publicó un folleto llamado *Historia medicinal de las cosas que se traen de Nueva España* en el que se indicaban las cualidades curativas del tabaco; fue traducido al latín, al inglés, al francés y al italiano. Describía los efectos beneficiosos de renovación y limpieza que tenía sobre el cerebro humano, para el tratamiento de «males de pecho», podredumbre en la boca, malestar de cualquier órgano interno, mal aliento, lombrices, piedras en el riñón, dolor de muelas, mordeduras y heridas de flecha envenenada, picaduras de insectos, cicatrizante y analgésico para cualquier tipo de herida (Gately, 2003).

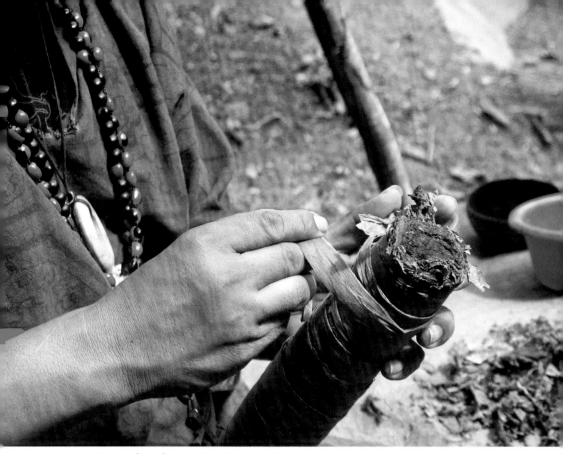

Mazo de tabaco *nicotiana rustica*.

El descubrimiento en 1828 del principio activo del tabaco, el alcaloide de la nicotina, provocó una nueva serie de investigaciones y las revistas científicas publicaron los resultados de diversos experimentos. La nicotina resultó ser un remedio eficaz para tratar desarreglos del sistema nervioso, hemorroides (vía enema de tabaco), malaria, tétanos y antídoto contra la estricnina y otros venenos, como el de serpiente, si se administraban las dosis correctas por la vía adecuada, pues no hay que olvidar que es un veneno que puede provocar incluso la muerte en casos de sobredosis. En este sentido, la ciencia del siglo XIX encontró coincidencias con el uso medicinal que le daban a la planta de tabaco los indígenas americanos (Gately, 2003).

Recientemente, en 2006, el científico chino Zao Bauru, miembro de la Academia China de Ciencias, ha difundido en varias publicaciones especializadas, entre ellas el *British Journal of Phar-*

macology, los resultados de veinte años de estudios acerca de las posibilidades del uso de la nicotina con fines terapéuticos para prevenir problemas neurológicos como el Alzheimer o el Parkinson.

Aplicaciones terapéuticas del tabaco

El curandero pone la intención y el tabaco actúa sobre esa intención. Se utiliza para diagnosticar y para purgar el cuerpo.

En la actualidad, se usa en forma líquida en las medicinas tradicionales indígenas de la Amazonía como depurativo del cuerpo físico y psíquico, estimulador onírico y protector y regulador del cuerpo energético. La bebida resultante de la decocción en agua de una dosis adecuada de la planta es un potente emético utilizado con mucha frecuencia para depurar y fortalecer el cuerpo y la mente. Se ha utilizado desde la antigüedad hasta hoy con esta finalidad, y es una práctica adoptada por algunos de los centros pioneros en los usos de la medicina tradicional amazónica para el tratamiento de diversas toxicomanías. También es una de las principales plantas que se suelen usar como purga previa a las tomas de ayahuasca, con la intención de depurar el cuerpo y la mente.

El sistema de diagnóstico es mediante un testeo del pulso y una «soplada», hecha por el curandero tabaquero adiestrado, alrededor del cuerpo. Al ser humo e inhalarlo, se esparce por soplada al paciente y le da una información al maestro, quien en ese momento percibe dónde está la posible enfermedad. Es habitual que el curandero utilice el humo del tabaco para proteger y limpiar a personas, espacios u objetos. En problemas energéticos, con una soplada es suficiente.

Ampiri es la palabra quechua que significa tabaco, y también hace referencia a la decocción de las hojas de tabaco hasta sacarles la esencia (nicotina pura). Sirve para tratar afecciones en la piel, hongos y demás.

En la Amazonía, el tabaco también es dietado como todas las plantas que se llaman maestras. Consiste en hacer un retiro en la naturaleza, bebiendo la decocción de la planta diariamente. Tiene que ser ingerido sin ningún aditivo ni sal ni azúcar ni proteína animal ni ningún químico. Es un proceso que puede durar entre una semana y un mes. La dieta del tabaco es de las más fuertes que hay, es considerada una planta que enseña medicina, abre el inconsciente limpiándolo de las emociones negativas depositadas en el pasado.

Personalmente, he visto a muy pocos que sepan cómo funciona la maestría del tabaco, pues para ser un buen curandero *mamancunahua* (tabaquero) hay que haber tenido muchos años de preparación en dietas de muchas plantas y en retiros en la selva, conectado a ese código abierto que para mí es la naturaleza.

Como bien indica el famoso orientalista y musicólogo Alain Daniélou, con la autoridad que le otorga su trayectoria: «Los espíritus de las plantas del cáñamo, del tabaco, de la amapola y de la coca son divinidades amigas del hombre que permiten suavizar sus sufrimientos y abren para él las puertas de los mundos sutiles; tanto su prohibición como su uso irracional son igualmente erróneos y provocan la malevolencia de las divinidades ultrajadas, que se manifiestan en forma de adicción. Es a causa de la incomprensión de la realidad del mundo sutil que el materialismo moderno se volvió su víctima» (Daniélou, 1992).

Plantas y árboles maestros

Las plantas maestras son la base para aprender medicina y dominar la técnica de la tradición amazónica. Sirven para curar patologías y enfermedades y para aprender la medicina tradicional, pero sin ellas la formación de un curandero sería inviable. En general, todas tienen una sustancia alcaloide, lo que hace que, debido a su composición química, las plantas de la Amazonía sean muy potentes.

Según dicen, plantas maestras son aquellas que, a través de los espíritus o entidades de poder que las habitan, brindan conocimiento al que las ingiere. Además de sus propiedades como plantas medicinales que alivian o sanan determinadas enfermedades, desvelan y muestran aquello que suele estar escondido u oculto en nosotros. Hay curanderos que utilizan estas plantas como sus guías, se relacionan directamente con la planta o árbol que teóricamente los guía para curar enfermedades o para hacer el mal. En este mundo también hay especialistas, del mismo modo que nosotros tenemos cardiólogos, psicólogos, oftalmólogos, otorrinos, etc. En la Amazonía, existen los camalongueros, ayahuasqueros, tabaqueros, perfumistas, paleros, piedreros, brujos, etc.

Hay muchas plantas maestras, pero indicaré las más representativas.

Ajo sacha (*Alliaceum mansoa stendleyi*)
El ajo sacha, arbusto de la Amazonía, tiene una larga tradición de uso con fines medicinales. Los nativos amazónicos utilizan sus hojas maceradas en aguardiente para calmar diversos dolores.

Bobinsana (*Calliandra angustifolia*)
Bobinsana es un árbol que crece de cuatro a seis metros de alto. Por lo general, se encuentra junto a los ríos y arroyos de la cuenca del Amazonas. Los indígenas del río Pastaza consideran la bobinsana como un estimulante.

Chuchuasi o **chuchuasha** (*Celestraceae*)
Árbol grande que crece en Amazonas, Huánuco, Loreto, Madre de Dios, Pasco, San Martín y Ucayali; se utiliza su raíz y corteza. Sus raíces se usan para el reumatismo. Es una planta maestra espiritual, que equilibra la energía masculina y femenina, dando fuerza espiritual, reflexión y concentración.

Chiric sanango (*Brunfelsia grandiflora*)
Es una planta maestra de la familia de los Sanangos, que deriva de la palabra quechua *chiric*, que significa «frío». Es antirreumática, combate la artritis y quita el frío del corazón. Da suerte en el hogar. Mejora la conexión con el yo interior y lo vuelve sensible y reflexivo.

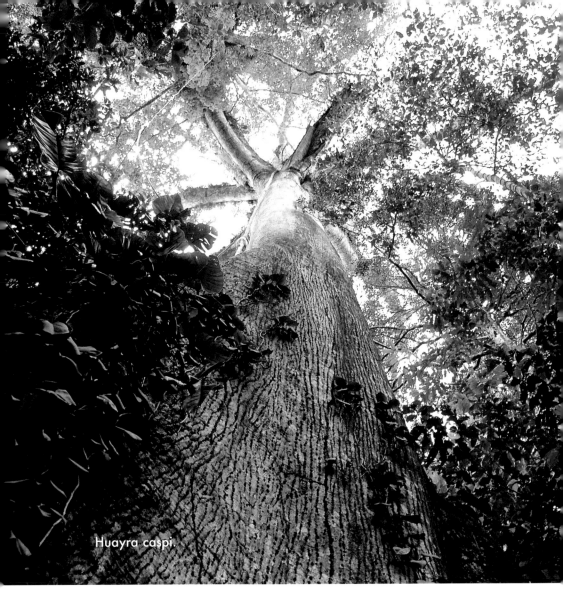
Huayra caspi.

Toé (*Brugmansia suaveolens*)
Arbusto de hojas grandes que alcanza hasta dos metros de alto. Se utiliza para curar úlceras, abscesos, infecciones, así como males óseos. También se usa para ver el futuro y aprender medicina.

Huayra caspi (*Catenaeformis cedrelinga*)
El mayor árbol de la selva baja, se dice que conecta con el camino de la medicina interna en uno mismo. Da una mayor claridad en el trabajo con plantas medicinales.

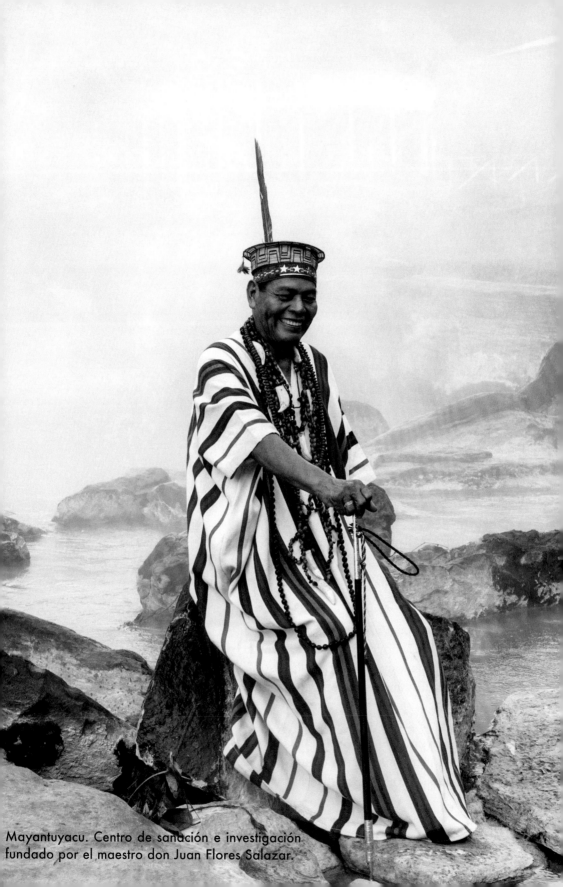

Mayantuyacu. Centro de sanación e investigación
fundado por el maestro don Juan Flores Salazar.

2.
RELATOS
Y ENTREVISTAS

• Juan Flores, ayahuasquero, perfumista •

Pucallpa, ciudad de los delfines. Venía del impacto del frío de Lima al calor del mundo mágico de la selva. Durante el trayecto se divisan los Andes, la fortaleza infranqueable, la Cordillera Blanca, la Cordillera Negra, los grandes *apus* (expresión quechua que se refiere a las montañas), significa: «los que nunca serán dominados». Desde el avión podía divisar los mantos blancos en la cabeza de las montañas. A veces, cuando uno está en un avión, entra en estado meditativo. En esos momentos se deja volar la imaginación hacia la incertidumbre. Llegué por la noche y me esperaba la mujer de Juan Flores, una señora puesta en sus carnes, con una mirada escrutadora y desconfiada. Cogimos un taxi y me llevó al hotel que suelen utilizar los discípulos de Juan Flores. Conversamos sobre mi proyecto y me dijo que al día siguiente pasara por sus oficinas.

El hotel donde me hospedaba tenía grandes pasillos, en los que se podía jugar al escondite, estaba cerca del río Ucayali. Por la mañana, fui a desayunar al mercado que está enfrente del hotel. El mercado estaba rodeado en la planta baja por un cinturón de tiendecitas de un metro cuadrado, que vendían todo tipo de utensilios para sobrevivir en la selva: cuerdas, hamacas, herramientas, mosquiteras, plástico chino, trampas para cazar animales… En la parte de arriba del mercado estaban los restaurantes de pescado y había un gran movimiento de gente que se sentaba alrededor, en unos bancos de madera. Parecían estar ensimismados, deleitando los manjares de los ríos amazónicos. Pescado del Amazonas, gamitana, paiche, doncella, peces que podían pesar más de diez kilos. El sabor de estos pescados no era como el de los pescados de río que yo conocía, sino que era más parecido a una lubina. Nunca había visto tantas variedades y aspectos tan diferentes. Los ojos de estos peces son pequeños, parecen casi ciegos, con antenas de color verde o marrón; supongo que con el barro que arrastra el río han debido desarrollar como un radar para poder ver. Los cocinaban con carbón sobre la parrilla. Mirando al puerto que tenía delante, vi un monumento que simbolizaba el árbol cortado, era una columna de cemento que no debía de tener más de un metro, mal pintada con colores pastel. Pensé que esta gente no era muy ecologista, pero luego entendí el porqué. Pucallpa es uno de los centros más importantes de Perú en extracción de maderas preciosas. Durante años han esquilmado la selva y supongo que alimentado a más de uno, para que pudiera comprarse un motocarro a cambio de un árbol que seguramente ha tardado más de doscientos años en crecer. Las especies como el tomillo, el ébano y otras muchas ya han desaparecido.

En Pucallpa, Juan Flores tiene las oficinas donde se gestiona la entrada a su centro Mayantuyacu, que está en la selva. Según me pareció, el negocio de la sanación ayahuasquera proliferaba. En las oficinas había todo tipo de preparados de plantas que estaban a la venta con la etiqueta del centro. Al mirar en el libro de registros, comprobé que tenían gente de todas las nacionalidades, pero los que más abundaban eran argentinos y rusos.

Mi salida hacia la selva sería al día siguiente, así que por la tarde fui al mercado de artesanías de los shipibos, uno de los grandes grupos étnicos de la zona de la baja Amazonía, que conservan como tradición el mundo de las plantas como modelo de vida. Los curanderos shipibos son unos verdaderos expertos en la utilización de las plantas maestras; entre todas, la que más identifica a esta etnia es la ayahuasca, de la que se han convertido en grandes conocedores. Ellos viajan en trance a los mundos espirituales más alejados para encontrar el origen del mal de un paciente o su solución, para procurar el bienestar de su pueblo y para guiarlo y protegerlo. Su vida gira en torno a la creencia de que todo lo que existe es una unidad, y todo debe estar armonizado para vivir en salud y en paz. El mundo de los shipibos, en el cual todo lo existente está compuesto de diseños, es realmente una apertura a lo infinito, a lo no perecedero. Es una fuente de sabios conocimientos y un modo de vida armonioso, de respeto al medio ambiente, a lo humano, a lo divino y a la creación. Para ellos, toda cosa existente tiene un alma, un dueño, un protector al que llaman Ibo.

Entré en el mercado, que tenía muchos puestecitos, donde estaban las tejedoras de sueños. Nunca había visto tales bordados, pues las mantas shipibas son tejidos que representan la vibración de las plantas, esa malla cósmica que vi en mi primera ayahuasca. Luego me enteré de que esas mantas se cantan, porque en realidad son la escritura sagrada de la ayahuasca y de otras plantas. Encontré una viejecita con aspecto de niña que la sabía cantar, ya queda muy poca gente que sepa leerlas. Recuerdo que puso el dedo en el bordado y lo fue siguiendo como si fuera una partitura, con una melodía que si uno cierra los ojos le vienen imágenes de otros planetas. A ese mercado volví varias veces, para estar con los shipibos, con las tejedoras de la malla cósmica. A pesar de la distancia cultural, he sentido una gran proximidad y afinidad con esta gente. Un día en el mercado les hice la broma de que era capaz de hacerme invisible, así que les dije: «Cierren los ojos y cuenten hasta cinco», y me escondí detrás de una puerta; estuvimos media hora riéndonos.

La laguna de Yarinacocha quedaba cerca y me comentaron que se comía bien en los restaurantes de los barcos que hay varados en el lago. Las imágenes de los puertos en la selva siempre son espeluznantes por el caos en que transcurre todo, ya que aún no están organizados. Nunca sabes dónde está realmente el centro, hay gente caminando sin rumbo fijo, hombres hormigas que cargan más volumen que su cuerpo, gente vendiendo pescado, canoas medio hundidas… En el fondo, aparecían los barcos que buscaba, con la proa con vistas al lago. Desaparece el caos cuando logras llegar y te sientas mirando al lago. Vuelve la calma y la armonía, una brisa de sentimiento de plenitud me invade y delante de mí veo pasar los delfines, los delfines de Pucallpa. Entonces te preguntas por qué la naturaleza tiene tanta armonía estética en su ritmo mientras que nosotros, los humanos, somos tan malos diseñando: «Dios y su semejanza».

El centro de Juan Flores está a unos cuarenta kilómetros de Pucallpa, hay que llegar a un pueblo que se llama Honoria. La mañana era lluviosa y saliendo de la ciudad vi otro de esos monumentos de leñadores, pero esta vez era gigante, un leñador con un hacha en la mano, muy parecido a la imagen de una de esas películas de los hermanos Cohen. Cuando llueve en el trópico, parece que infinitos cubos de agua se van descargando e inundan el camino. Agua y más agua corría por el asfalto, hasta llegar a la parte de pista que se convertía en un lodazal de patinaje artístico. Mi conductor apretaba los dientes mientras conducía el cuatro por cuatro, girando el volante de lado a lado. Yo le hablaba para tratar de quitar importancia al hecho de que podía perder su coche, pero lo único que veía que se movía era la oreja, para escucharme. Faltaba un poco más de quince kilómetros cuando vimos un tráiler cruzado en la pista por la que íbamos, que estaba hundido en el barro; a su alrededor había más de siete coches. Hasta allí habíamos llegado. El barro de la selva es un pegamento muy poderoso, y mis zapatos quedaron pegados en la tierra, pero, por otro lado el suelo resbalaba tanto que tenías que ir con mucho cuidado si no querías quedar igual que los coches. Cuando ocurren cosas así, la gente pierde la prisa e intenta ver cómo logrará salir de la situación. Estaba claro que no se movería nadie en todo el día; así estuvimos un par de horas, aquello era un atrapa moscas. Si no espabilaba, me podía coger la noche y aún me quedaban varios kilómetros de río con canoa y una buena caminata. Decidí ir al otro lado del conflicto, para ver si encontraba algún coche que viniera en sentido contrario. Subí la pequeña pendiente con ciertas dificultades, con la lluvia, mojándome y quedando como una croqueta rebozada de barro. Tuve la suerte de encontrar un coche en ese instante, pues el dinero siempre es un buen pasaporte para moverse con rapidez. En el pueblo de Honoria me esperaba una canoa en el río Pachitea para llegar al centro de Juan Flores. El barquero era un personaje tétrico, chupado, tenía uno de esos cuerpos donde la piel está en el hueso, aunque el sonido del tamtam de la selva todavía perduraba en su ser. El paseo tenía una duración de media hora. La lancha estaba provista de uno de esos motores que tienen un palo largo, donde la hélice se encuentra en la punta, con un ruido de ¡pef, pef!, típico de los motores de dos tiempos. El río Pachitea es caudaloso, como casi todos los ríos de esta zona, y, al ritmo de la lancha, uno va dejando atrás la civilización para entrar en la selva. Pagué al barquero los dos soles, dos monedas para llegar al otro lado del limbo. Todavía me quedaba una hora más de camino, pero me estaba esperando otro personaje que cargó con mi mochila, y entramos en plena selva: pájaros de colores, jardín de árboles gigantes, ceibas que te hacen sentir insignificante, bosque primario. El camino era montañoso, con buenas subidas, el ritmo de mi porteador era rápido, pues los hombres de la selva son de hierro, parece que nunca se cansan, supongo que están muy oxigenados. Yo iba pegado a sus talones sudado, mojado y embarrado. Cuando llegamos a la cima de la montaña, vimos dos hombres subidos a un árbol. Pregunté qué estaban haciendo, si recogían algún fruto o algo así. Me dijeron que lo que buscaban era cobertura para poder llamar con el móvil. Les dije: «Ahora ya sé por qué los monos están en los árboles». Se echaron a reír, y con una sonrisa, ya tienes amigos. Por fin, llegamos al Mayantuyacu. ¡Qué lugar! Era como si hubiera llegado a Avatar y en el centro estuviera la nave espacial *Enterprise*, envuelta en vapor. Una gran maloca de color blanco pintada con la artesanía shipiba, y por abajo pasaba una cascada de la que salía humo. Cuando pregunté qué era ese humo, me dijeron que el agua salía a ochenta grados, era como una especie de balneario termal, pero con la diferencia de que si ponías el pie en esas aguas podías tener quemaduras de primer grado. Me alojaron en una habitación de la *Enterprise*. Mi cámara, mi gorra y mi alegría se fueron a investigar todo lo que había por el centro y por dónde andaba el maestro Flores. Pero en ese momento encontré algo más interesante, ya que llamaron mi atención unos baños de agua sulfurosa templada, un agua espléndida, que bajaba por una pequeña cascada. Después de tanto viaje, me sumergí en esas aguas rodeadas por un mundo de árboles y plantas; pensaba que había llegado al edén. La fuerza de Mayantuyacu es una cosa aparte, podía sentir que ese lugar estaba conectado directamente a todos los mundos, podía notar la fuerza de la divina naturaleza.

Por la tarde, ya más descansado y reubicado, busqué a Juan Flores, y me dijeron que estaba en una de las malocas, muy cerca de la maloca grande. Llamé y allí encontré a un personaje pequeñito con dos ojitos de luz, muy risueño y tumbado en una hamaca; a su lado vi tres cabezas de cocodrilo. En su presencia, sentí cómo sonaban en mi interior las campanillas de los encantamientos. Me dijo: «Tuve un sueño de que usted vendría, y ya está aquí, ¿por qué será?».

Casi no pudimos hacer la entrevista, con ese hombre me sentía cómodo, podía percibir que no hacía falta decir grandes cosas. La conversación estaba más allá de las palabras, había una especie de telepatía como si fuera un familiar mío. Me comentó que por la noche había sesión de ayahuasca en la maloca y me preguntó si quería estar. «¡Cómo no, maestro!», le respondí.

Mayantuyacu ha sido y es un referente en el mundo del curanderismo chamánico. En estos últimos años de la cultura asháninka, se han formado muchos maestros que han llevado la medicina tradicional amazónica por todo el mundo. Juan Flores, el general, dicen que ha llegado a las puertas del cielo, pero como todos los ayahuasqueros son humanos, les pierde el poder del dinero.

Llegué a las nueve a la maloca, y el maestro me dijo que me sentara a su lado. Había bastante gente, un grupo de argentinos, otro de suecos y algunos autóctonos; éramos un grupo internacional. Me dieron la copa de ayahuasca, ¡aj!, siempre sabe a rayos. Esperé, sentía la fuerza del lugar, un lugar para sanar, para entrar en comunión. El maestro empezó a cantar un ícaro, y poco a poco el mareo entró en mí, y despegué con la *Enterprise*, y viajé por los espacios siderales.

Cantó mucha gente, cada ícaro cantado era como entrar en la cueva de un maestro, casi todos los presentes eran maestros. Sin embargo, la fuerza de la ayahuasca no era suficiente, porque a veces la misma cantidad de sustancia de un día para otro tiene efectos diferentes. Así que al rato pude percibir que el maestro no estaba satisfecho y me dijo: «Raimundo, me voy, aquí no pasa nada». Me sorprendió un poco que un maestro me mostrara esa confianza, sentarse a su lado es para los iniciados un privilegio, pero nunca sabes exactamente qué ven los otros de ti o qué quieren.

Al día siguiente, hicimos las fotos y la entrevista, se puso sus trajes regionales de asháninka y se fue a Pucallpa. Me dijo: «Raimundo, quédate, que hay otra sesión esta noche». La verdad es que hacer dos tomas seguidas nunca me ha gustado, pero estaban los argentinos que beben la ayahuasca como si fuera vino. En fin, que por la noche hubo otra sesión, y en esa sesión pude comprobar que cada ayahuasca tiene el sello de quien la produce, es como una marca de origen. Vi claramente que el maestro estaba allí, que no le hacía falta estar en presencia física. Una vez más, me maravillé de lo que se puede hacer con ese conocimiento y esa técnica. Recibí esas enseñanzas de las que hablan en el mundo chamánico, la transmisión de conocimiento nunca es verbal, sino que, supuestamente, es trasmitido por lo invisible. Canté un ícaro, y al final de la sesión vinieron un par de maestros argentinos a abrazarme, no entendí muy bien por qué, pero de ahí salió una buena amistad. De hecho, hay como una hermandad de linaje, que a veces pienso que existe, pero cuando leo sobre la cuántica, se me plantean algunas evidencias y muchas sensaciones. Sin embargo, en este mundo subjetivo, cada cual tiene sus creencias y tengo mis reparos para dejarme atrapar por ellas.

Entrevista a Juan Flores (Pucallpa, 2012)

Presentar a Juan es un honor por toda su labor de treinta y seis años como curandero y visionario, maestro de maestros. «Un hombre de ciencia» del grupo étnico asháninka, el más numeroso de la selva amazónica. Fundador de la Escuela de Plantas Medicinales Mayantuyacu, ubicada en el Departamento de Huánuco, provincia de Puerto Inca, distrito de Honoria de la Quebrada de Aguas Termales, Amazonía, Perú. Allí se realizan curaciones y se imparten enseñanzas acerca de las plantas, en plena selva alta.

¿Cuándo empezó a trabajar con plantas medicinales?

• Mi papá fue un *shiripiari* (hombre de la ciencia). Hacía la preparación de la ayahuasca y de sus formas de tomar. Fue entonces cuando me nació la idea de ser yo también un *shiripiari*. Mi padre murió y no tuve la oportunidad de tomar con él. Entonces decidí hacerlo con un maestro que se llama Eusebio Dávila. Fui a verlo, conversamos y me aceptó la propuesta. Aunque yo tenía poca edad (apenas once años), me dijo: «Ven, vamos a tomar». Me puso a su lado y me dio la primera toma de ayahuasca. Esos fueron mis principios, en el año 1961. Seguí tomando con mi maestro durante tres años, y luego me independicé, empecé a practicar, a buscar otros amigos que quisieran tomar, siempre con la capacidad de dirigirlos. Después he continuado tomando otras plantas (ayibabaco, tamamuri, camé renaco, huaco renaco, renaquilla) y descubriendo y estudiando otras. Luego me formé como curandero, como maestro ayahuasquero y ya tengo cuarenta y cinco años de plantas.

¿Cómo ve un curandero la enfermedad?

• Nosotros, en el conocimiento. Como curanderos, hemos podido conocer a los espíritus muy de cerca, y también hemos podido hacer un estudio sobre la persona física y el espíritu. Primeramente, es que el espíritu se enferma, por los choques que hay entre espíritus, entre el positivo y el negativo, entre el mal y el bien. Todos los seres humanos pasamos por esa etapa o por ese choque entre espíritus. Entonces es cuando la enfermedad se produce por medio de los espíritus, del espíritu de la persona, y después en el transcurso del tiempo se manifiesta en el cuerpo. Primero es la caída del espíritu y después la caída del cuerpo físico, hasta llegar a la muerte. También para eso están las plantas, para curar el cuerpo físico y elevar el espíritu, el alma de la persona. Cuando el espíritu ya se siente fortalecido, entonces el cuerpo físico va reaccionando de nuevo y se va fortaleciendo; eso te puedo comentar, te lo puedo decir, porque yo lo vivo y mantengo el espíritu siempre fuerte, con las plantas, estudiando en mi propio cuerpo.

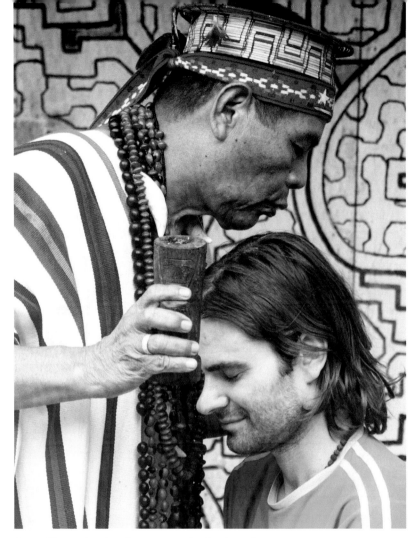

Juan Flores haciendo una soplada de tabaco.

¿Las plantas se aplican a la enfermedad o a una persona en particular?

• Bueno, hay plantas que se pueden utilizar con varias personas, y hay otras que se pueden aplicar a una persona en especial, según cómo esté su enfermedad.

Por ejemplo: si la persona se siente algo mal, con dolores (nosotros lo llamamos reumatismo o artritis), entonces se la convida a sanango o bobinsana para contrarrestar las dolencias que tiene en los huesos. Estas plantas apuntan directamente a donde están estas enfermedades, que nosotros también denominamos «resfríos», porque son fríos dentro de los huesos. Y si la persona tiene úlceras en el estómago o está cancerada, usamos la resina de copaiba, que se extrae del corazón del árbol (dentro tiene una vena muy grande que llega hasta la copa) y es muy purificadora.

¿Cómo adquirió el conocimiento sobre las plantas? ¿Lo experimentó usted, le fue dado por su maestro, o es algo que conoce toda la comunidad?

• Primero voy experimentando en mi propio cuerpo. Hago una dieta de por lo menos ocho días, pruebo la planta, observo qué hace dentro de mí y cuáles son sus efectos. Una vez transcurrida esta experiencia, ya hay una base dentro de mí mismo como para hacer el tratamiento con la persona que está enferma. Entonces, no tengo ningún riesgo de que al paciente le pueda sentar mal el remedio al que le convido. O sea que tiene que comprender que es lo que la planta tiene para dar, y lo prueba dentro de sí mismo…

¿Cómo se cura a un paciente?

• Primero hacemos unas preguntas; según la enfermedad le pregunto si ha consultado algún doctor de farmacia o si ha pasado por alguna pantalla o examen. Si lo ha hecho, estoy más seguro de dónde está la enfermedad. Esas son mis primeras preguntas. Luego el paciente entra en el tratamiento. Si el paciente se está tratando con la medicina occidental, creo que tiene que aplicarse en los dos lados y hacer la unión con la medicina farmacéutica, de los doctores, para que la enfermedad de la persona no tenga por donde escapar. La medicina de farmacia, por un lado, y la tradicional por el otro, para que la curación vaya por los dos lados.

¿Todas las plantas son maestras?

• Todas son maestras porque todas tienen sus espíritus. No hay ninguna que no lo tenga, por más pequeña que sea.

Sin embargo, la ayahuasca parece ser la madre de todas las plantas medicinales...

• En general, nosotros tenemos como director al tabaco, es el eje principal para dirigir a todas las plantas en la medicina tradicional. Y se dirige por medio de la «soplada» (una técnica que consiste en echar el humo del tabaco sobre diferentes partes del cuerpo, especialmente la cabeza, para liberar a la persona de energías negativas). Toda planta preparada tiene que tener una «soplada» o un ícaro (una canción a la planta) para darle más fuerza y para convidar al paciente. El tabaco funciona con la ayahuasca: las dos realizan las primeras funciones para empezar la curación de un paciente. Son la base para seguir el camino de las plantas.

¿Por qué enferma una persona?

• Bueno, en el caso de los niños, a veces por descuido de los padres. Y la persona adulta se enferma por el descuido de sí misma, porque no se protege. Y es que la enfermedad no viene siempre de una fuerza espiritual. A veces comienza con algo insignificante: en algunos miembros de las comunidades, por ejemplo, es común ver como a raíz de una «picada» que no se ha curado adecuadamente se forma una úlcera…, y cuando nos sentimos sanos, creemos que estamos seguros, pero en realidad no tenemos la certeza de estar tan protegidos, necesitamos que algo nos refuerce para que la enfermedad no ingrese al cuerpo. Para eso se hace la protección: la ayahuasca tiene la misión de proteger, aunque para esto también hay otras plantas.

¿Por qué llaman maestras a las plantas?

• Las plantas son maestras, en primer término, porque nosotros, los *shiripiaris*, estudiantes de las plantas, nos entregamos a ellas. La planta tiene un espíritu, una fuerza que viene y nos enseña: nos habla mediante los sueños, nos dice y nos muestra qué remedio es bueno para una enfermedad. Por eso, las llamamos maestras: ellas nos dirigen y nosotros acatamos lo que nos dicen.

Los *shiripiaris* nos entregamos a la planta con la cual vamos a hacer la dieta, para que ella trabaje con nosotros y nosotros con ella.

Es decir, que entran en relación, se relacionan con la planta...

• Sí, a eso llamamos entregarse a la planta.

¿Puede una persona tomar ayahuasca por su cuenta o es conveniente que lo haga siempre con un guía?

• Para dar los primeros pasos, tiene que hacerse con un guía. La persona no puede tomar sola, porque hay fuerzas opuestas que pueden desvincularla y luego puede no saber cómo conducirse. Toda persona tiene que tomar con un maestro, con un *shiripiari* que la pueda dirigir.

¿Cuál es el riesgo si la persona toma por su cuenta?

• En principio, no sabe cuál es la dosis para tomar y además no conoce las energías que tienen las plantas, qué fuerza se va a presentar. A veces, ni yo conozco qué fuerzas espirituales pueden venir el día en que voy a hacer el trabajo con la ayahuasca. Por eso, es recomendable que la persona que va a tomar por primera vez, lo haga con alguien que tenga conocimientos. Después de haber tenido muchas experiencias, si es fuerte, si está capacitado para tomar, puede hacerlo solo.

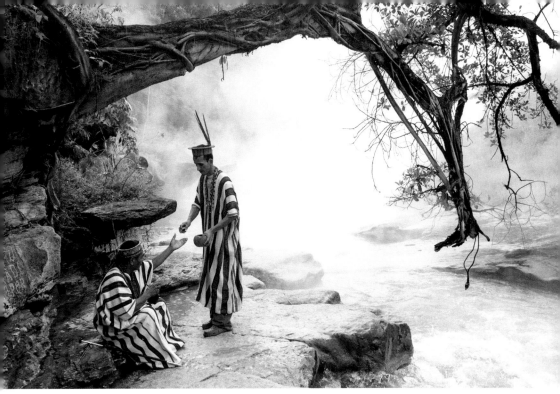

Río en el Centro de Mayantuyacu. El agua tiene una temperatura de 90°C.

¿Y para el paciente es simplemente un medio más para curarse o además es un camino de crecimiento?

• La ayahuasca tiene la propiedad de dar primero fuerza al cuerpo, manteniendo la vida física y después ayudar al florecimiento, a la ampliación… Mucha gente de las ciudades se acerca a las plantas para expandir su consciencia, para poder percibir cosas que habitualmente no puede. A las personas de Occidente hay una cosa que les falta dentro del cuerpo, una fuerza que se busca… Y lo que les falta está en el sistema espiritual que trae la planta. Me parece que les falta comunicar con la tierra, porque la ayahuasca está preparada solamente con la planta y el agua. En realidad, se utilizan dos plantas para prepararla: la ayahuasca propiamente dicha, que es una soga, una liana, y la chacruna, un árbol muy bonito que siempre mantiene las hojas verdes; ambas plantas se unen, se cocinan y de allí sale el extracto de ayahuasca. Al tomarla, la persona está comunicándose con la tierra y la planta, y llega a tener una gran tranquilidad al recibir una fuerza maestra.

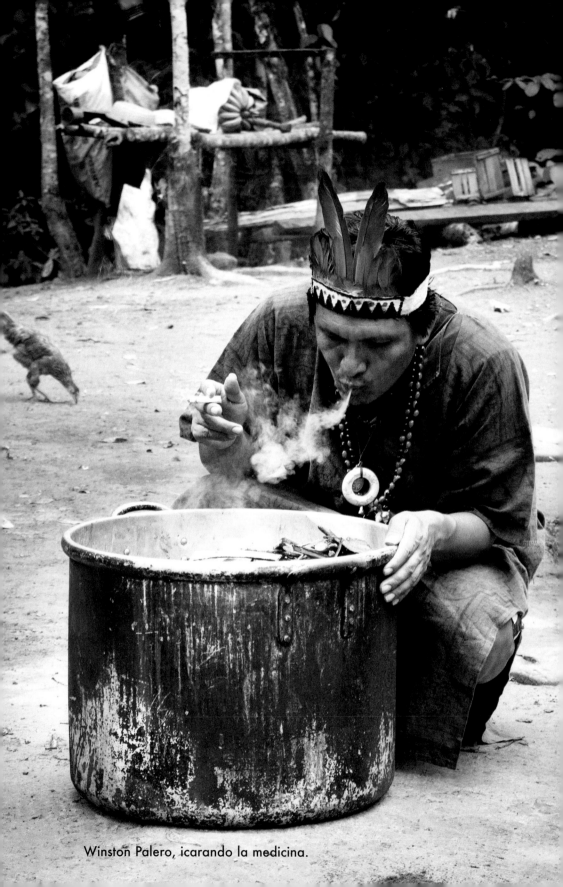

Winston Palero, icarando la medicina.

• WINSTON, vegetalista-palero, ayahuasquero •

La primera vez que llegué al Amazonas fue viniendo de Huancabamba, por la sierra de Piura. Venía de las Huaringas de haber estado y compartido con los curanderos que manejan la energía del cactus San Pedro. Sus espadas cortan los lazos de las malas energías de lo invisible a los que buscan sanación. El mismo expresidente Fujimori llegaba en helicóptero para limpiarse de los dardos energéticos lanzados por sus enemigos.

De los 4.000 metros hacia el llano, montañas inamovibles que apuntan su pico al cielo, un cielo azul tan intenso que casi parece irreal, el aire es fresco, entra en mis pulmones cortante por la altura.

En esa época, parte de las carreteras de Perú estaban sin asfaltar, aún no habían abierto la veda a la nueva evangelización actual, los católicos pasaron décadas convenciendo al indígena de su palabra de Dios a fuego y espada. Internet y los iPhone han tardado cinco años en que triunfara la nueva romanización de que lo que importa es consumir cosas materiales, sin considerar la pérdida cultural y ecológica.

En la furgoneta en la que viajaba, podía oler el miedo de muchos años de represión y locura, muertes del Sendero Luminoso que aterrorizó a las comunidades campesinas, provocando grandes migraciones hacia las ciudades. La carretera era estrecha y empinada y tenía a un lado el abismo, pero esa camioneta era tan lenta que seguramente me hubiera dado tiempo a saltar antes de caer al vacío. Con sus ruedas perpendiculares debido a la carga, íbamos avanzando. Cada parada un rostro nuevo, una charla, una curiosidad mutua, en ese instante venía el encantamiento entre ambos. Mientras íbamos avanzando, los rostros cambiaban igual que cambiaba el territorio. Las caras de la gente de la sierra eran caras tristes, podía ver cada arada hecha con el sudor de la tierra. El tiempo desaparecía, tenía la impresión de que nunca más saldría de ese espacio. Poco a poco, iba cambiando el paisaje, igual que iban cambiando las fisonomías y el carácter de la gente.

Llegando a Jaén, el llano, el áspero de las montañas empezaba a desaparecer. La vegetación se hizo más presente y el verde inundó el valle con extensión de arrozales y árboles domesticados por la mano del hombre, mientras que el calor y la humedad entraban en mi cuerpo. Sentía excitación por llegar a la Amazonía, eran muchas las historias que me habían contado.

Pasamos el primer gran río del camino, había un puente de hierro gigante en el que ponía: «Bienvenidos al Amazonas», para mí un gran desconocido.

Llegué a la ciudad de Ruiz, al final del trayecto. Desde Ruiz, salían los autobuses en dirección a Tarapoto. Son autobuses-cama de largo recorrido, que viajan de noche a gran velocidad para escapar del calor del día. El sueño me atrapaba, tenía la sensación de estar flotando, lo único que podía hacer era darle plena confianza al conductor, pero sin saber lo que la vida me deparaba.

Llegamos de madrugada a Tarapoto, la ciudad de las palmeras, rodeada de montañas y con un clima suave; primavera eterna en el Alto Amazonas.

Fui a instalarme en un hotel al que llaman El Mirador. Me recibió una señora que tenía el aspecto de una mona, parecida a los protagonistas de la película *El planeta de los simios*. El hotel tenía un aire mediterráneo, pues estaba pintado de blanco, y se hallaba lejos de los rugidos de los motocarros que paseaban por la ciudad. A la mañana siguiente, me vino a buscar un personaje que ha sido para mí una gran referencia en la ciudad de Tarapoto. Jhon Bautista, un hombre listo, de corazón, con gran sentido del humor, un buen amigo, pues con los años hemos forjado una muy buena amistad. Él me llevó a conocer a Winston, chamán adiestrado en la ayahuasca.

El maestro Winston es de una sola pieza maciza, no tiene ninguna fisura. Parece que guarda grandes secretos en su interior. Sus ojos son pequeños, pero pueden ver muy bien el mundo de lo invisible. Fue educado por su abuelo Aquilino, quien tenía un hospital en medio de la selva, fue uno de los grandes paleros de Chazuta.

El centro de medicina tradicional de Winston está situado a unos cuarenta kilómetros de Tarapoto, cerca del pueblo de Chazuta, y en ese tiempo, la carretera estaba sin asfaltar. Salimos de madrugada en un coche destartalado, que con el tiempo había cogido forma de oruga. Durante el trayecto tenía la sensación de que el conductor no lo manejaba; la oruga conocía cada bache del camino. La carretera seguía el curso del río Mayo con las montañas a cada lado, la belleza era exuberante. Los árboles competían en altura para ver el sol, plantas que no había visto jamás. En un pequeño recoveco de la carretera pudimos divisar el cauce del río, con unos rápidos de agua. Me comentaron que en el mes de julio es costumbre que media población de Tarapoto vaya a pescar un pez que se llama doncella y que llega a medir dos metros. La selva aún da de comer gratis.

Chazuta vive en la orilla del río Mayo, es un pueblo pequeño hecho de madera. Solo existe una calle principal, con varias cantinas que venden víveres para la gente de los alrededores. La calle es de barro, lo que le da un aspecto de Lejano Oeste. Al fondo, la sierra azul. Aún hay lugares inexplorados por el hombre en los altos de la montaña, todo lo recubre una pequeña niebla que los hace más misteriosos. Para llegar al centro Situlli, había que coger una piragua de una sola pieza tallada en madera y con motor, y si te balanceabas mucho, te ibas al agua. En mis adentros pensaba en las pirañas y cocodrilos que podía haber por estos parajes. Durante la hora de canoa río arriba, el sol se quebraba encima de nuestras cabezas. Cuando llegamos a un afluente, pude divisar varias casitas de palma y niños jugando a la pelota sin zapatos. Sus ropas eran camisetas muy usadas, pero la alegría que se respiraba contaminaba el lugar. Es curioso que, donde no llega ni la luz ni el televisor, la gente es mucho más alegre y espontánea. Había que caminar una hora más para llegar al centro, por senderos en medio de la selva, me sentía como un explorador viajando hacia un mundo nuevo.

Situlli, el centro del maestro Winston, es un vergel situado frente a una quebrada. Por las noches no necesita luz, porque las luciérnagas iluminan el lugar. Un jardín botánico que la mano del hombre no ha modificado. Hay una gran choza hecha de palma donde se encuentra el comedor y la cocina tradicional hecha con un cajón rectangular de cuatro patas de madera cubierto con tierra, sobre el que hacen el fuego. Un sitio perfecto para que el jején se alimente del nuevo visitante. Este tipo de mosquitos son muy pequeños, hacen una picada amable de efecto retardado, en la que te acabas rascando hasta sacarte la piel.

Le conté a Winston mis propósitos del documental y accedió a enseñarme cómo trabajaba con sus herramientas, las plantas. Empezó enseñándome un puro gigante que en la selva lo llaman «mazo», y que son hojas de tabaco enrolladas. Me mostró cómo se maceraba en agua y toda una serie de prácticas, que entonces no entendí muy bien, pues todo lo que me contaba, y lo que significaba, era un mundo totalmente desconocido para mí. Dijo que por la noche haríamos una ceremonia de ayahuasca para que la probara, así conocería la planta reina, la más sagrada de la Amazonía.

Llegó la noche, y empezaron a cantar toda una serie de animales e insectos que nunca había oído. El sonido de la cigarra amplificado en un altavoz, sapos de todo tipo, luciérnagas voladoras y unas estrellas a las que querías tocar con las manos. Al lugar donde se iba a celebrar la ceremonia, lo llaman «maloca» (construcción de palma donde se celebran las ceremonias).

Winston se había vestido con una túnica marrón y en su frente llevaba unas plumas de guacamayo para protegerse de las sombras. Estábamos mi amigo Jhon, su madre y dos indígenas más. Mi confianza estaba depositada en ese hombre, mi corazón latía deprisa, pero en mi interior estaba en calma.

Apagaron la luz de la vela. Me dio una copa con un líquido oscuro que sabía a rayos. Al cabo de veinte minutos noté como un ligero mareo y el maestro empezó a cantar canciones en quechua, ininteligibles para mí, pero que eran encantamientos. Empezaron a surgir imágenes frente a mí, me vi con un traje azul celeste de estrellas. La imagen era de cuando era pequeño. Llevaba una trompeta en la mano y volaba por el espacio celeste. Una alegría muy profunda invadió mi ser, estaba flotando en otro mundo, no había dolor, ni espacio ni tiempo. Abrí los ojos, vi la malla mágica que cubre el planeta lleno de vida. Podía viajar hasta las estrellas, ver mundos inimaginables para mi consciencia, había accedido a secretos de los que tenía el código para entrar. Entendí que había un invisible que no vemos. Parecía que el maestro Winston creara esas imágenes y allí estaba el conocimiento de las profundidades del mundo. Fue una de las experiencias más reveladoras que he tenido. Pero un buscador aventurero como yo, no podía quedarse

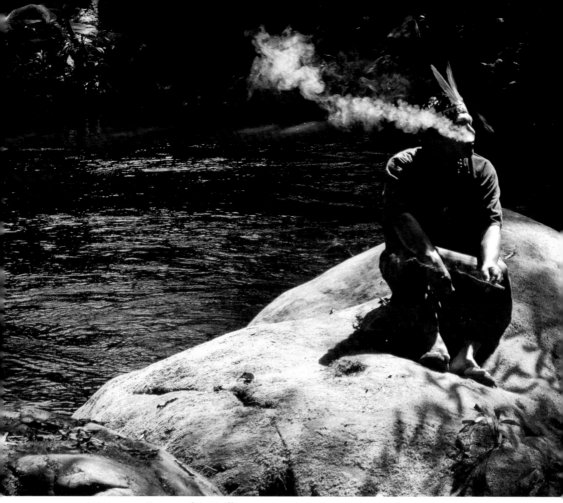

Winston. Centro de Situlle.

con esa sola experiencia, intuía que se podía manejar esa experiencia, quería aprender cómo se hacía esa magia.

Con el maestro Winston, hice una buena amistad, porque continué visitándolo en los años siguientes. Tuve muchas revelaciones hermosas, hasta que me di cuenta de que el trabajo de la ayahuasca tiene sus riesgos y de que, si se quiere aprender, el precio es alto. Me refiero a que he pasado muchos buenos momentos, pero también horas muy bajas, en las que he perdido toda orientación en la vida. Quien se pueda permitir entrar en este mundo dual del astral necesita un retiro en la naturaleza y crear sus mundos de poder con todos los espíritus protectores, pues, si no, puede acabar como Freud, preguntando a las vacas «¿Dónde está Dios?».

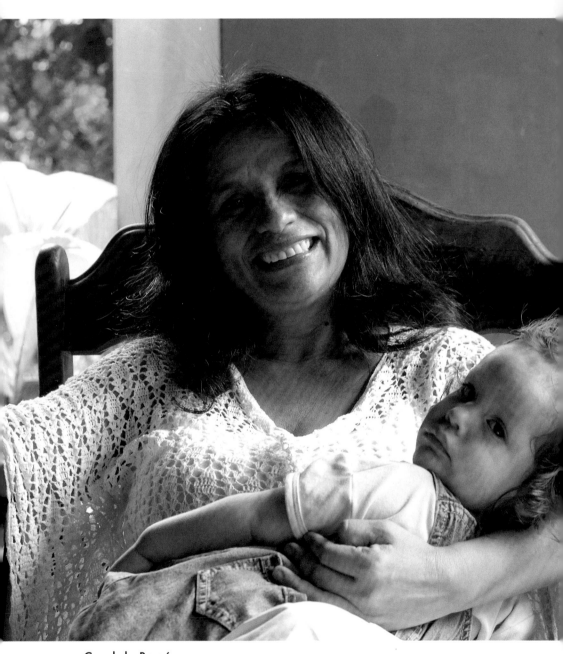

Carol de Bowé.

• Carol de Bowé, curandera •

Siete hijos, siete sanaciones, siete mandamientos, siete cielos, siete cuerpos. Venía del Cuzco, me habían hablado vagamente de Carol de Bowé, una mujer que hacía sanaciones con nada más tocarte los pies. Investigué en internet para ver si encontraba información sobre ella. Había vivido en España en un pueblecito de la Costa Brava. Vi que le habían dedicado una contraportada en *La Vanguardia*, pues se había hecho famosa en España. Pensé que podía ser una buena oportunidad para visitarla en su pueblo natal, la ciudad de Tarapoto.

Vive apartada en un pequeño valle cerca de Tarapoto, en un lugar de difícil acceso. La casa está ubicada en la profundidad de la cuenca, cerca de una quebrada. Los motocarros chinos en las épocas de lluvia no pueden pasar por el camino, así que hay que descender por una bajada llena de piedras limadas de río y vigilar dónde se ponen los pies.

Caminaba absorto en mis pensamientos mientras veía el valle de pequeñas colinas con su verde reluciente, pensando que la gran mayoría de gente dedicada al arte de sanar en Perú vive en lugares apartados de la civilización. Fueron treinta minutos de camino. Cuando encontré una puerta con una frase grabada, «No al aborto», intuí que había llegado. Parecía que ya me estaban esperando, pues nada más pasar el umbral de la puerta, vino una mujer de larga cabellera azabache, con rasgos pronunciados y de belleza radiante. Era Carol. Una indígena salida de la chacra, como dicen en Perú. Me dio un abrazo luminoso igual que los que da Ama de la India, como si me conociera de toda la vida. He visto poca gente que cuando miras su interior notas que está llena de luz, luz radiante. En sus palabras no hay doble juego, son tajantes, aunque a veces pueda molestar.

De una calle de barro a un gran jardín, una casa construida encima del cerro. Subí las escaleras pausadamente, el calor era intenso después de la caminata, un vaso de agua para refrescar mi sudor. Un porche con juguetes dispersos, un lugar de juegos para niños con una cierta libertad anárquica por vivir en la naturaleza. Los hijos de Carol salieron a saludarme, eran de diferentes alturas y edades. Miradas esquivas inspeccionando al nuevo recién llegado que se cruzaba en su presencia. Su marido, un europeo belga de mediana edad adaptado a la selva alta, vino a saludarme con la hija más pequeña en sus brazos. Le conté mi historia, él también. Hablamos de su vocación, de sus cambios frente a la vida. Un hombre que por instinto ha sido y es un buscador. Me dijo que en la década de 1980 estuvo en busca de Paititi (la ciudad de oro de los incas que nunca ha sido encontrada), que todos de alguna manera nos preguntamos dónde estará, pero son pocos los que realmente se comprometen a buscarla. Según él, la encontró con su mujer y sus hijos. Le pregunté qué hacía en esta época. «Yo era fotógrafo, hice muchas fotos de la Amazonía. Eran otros tiempos, vivía por la aventura, documentaba con el celuloide todo lo que veía, me ganaba mi sueldo de fotorreportero. Pero un día decidí que mi camino era otro, justamente cuando tuvimos nuestro segundo hijo y a Carol le dieron el don de curar. Cambié toda mi forma de ver el mundo y en ese momento cogí todo mi archivo de años y lo quemé, no quedó nada de mi pasado, fue un acto de renacimiento; para no volver hay que quemar las naves del pasado.»

Mientras hablaba, mi saliva quedó sólida, no podía tragar ni concebir un acto de esas características, ya que imaginaba el valor, que yo no tengo, de destruir una memoria visual de momentos, sensaciones y circunstancias vividas. Me vino una frase a la cabeza: «Niégate a ti mismo», ese hombre la había llevado a la práctica. Cuando uno vuelve a ver imágenes tomadas en el pasado, vuelve a revivir en presencia, y más yo, que he pasado parte de mi vida acumulando imágenes, para no perder mi memoria.

Carol me dijo que bajáramos a su consulta, una especie de casita hecha de bambú y caña que se encuentra en el jardín enfrente de la casa. Le pregunté qué tenía que hacer, «solo sacarte los zapatos y estirarte». Así lo hice. Mientras me tocaba los pies de la misma manera en que lo hacen los terapeutas de reflexoterapia, me iba contando mis bloqueos físicos, mis resistencias emocionales, me preguntó si era yogui. «No, pero mi práctica es diaria», respondí. Poco a poco fui sintiendo su voz muy lejana, como si me hablaran desde otra estancia, sus palabras desaparecieron, giré el cuello y me encontré como si mi cuerpo se hubiera desdoblado… Mi espíritu flotaba en una luz blanca cubierta de oro. No sé cuánto duró exactamente (juro que no me había tomado ninguna sustancia) hasta que la vi diciéndome: «¡Qué hermoso, qué luz! Esto te ha salido del *hará*, un hilo de oro». Rejuvenecí veinte años, la abracé medio lloroso como quien abraza a una madre después de un desespero ante la vida y le pregunté si quería casarse conmigo. Claro, era una broma, pero fue de las experiencias más confusas y luminosas que he tenido en la vida. La presencia de lo supremo, de lo que no percibo ni entiendo, nunca dejará de sorprenderme en estos lugares.

Entrevista a Carol de Bowé (Tarapoto)

Presentar a Carol de Bowé es un honor por su gran labor, por ser pura como la vida, por dar a luz a muchos niños, los suyos y los de otros. Por su firmeza y razón de que cada niño que viene del ser divino es hijo de una entidad que está por encima de nuestra consciencia, que abortar es una renuncia hacia la vida.

¿De dónde te sale curar a la gente?

• La maternidad me ha dado el don de sanar, ha sido a través del parto. Cuando nació mi segundo hijo, ahí se me dio el don, llegó la iluminación, mi vida anterior quedó totalmente borrada y empezó una nueva vida dedicada a los demás.

¿En tu familia había tradición de curanderos?

• No, yo fui una niña normal, pero un poco triste. Siempre me quejaba de dolor, tenía mis manos que quemaban, nunca pude tocar a nadie. Me decían «saca tu mano, quema mucho», me sentía como rechazada. Yo tenía una imaginación desbordante, desde los nueve años sabía que me iba a casar con un gringo… Todo lo que yo he pensado se ha realizado.

A los 21 años me casé con un gringo, hice mi profesión, profesora de lengua y literatura, viajé por primera vez de Tarapoto a Luxemburgo, me fui casada con un hijo, luego fuimos a la India con mi marido. En la India empezó a cambiar mi percepción de las cosas.

La llegada a Europa para mí fue normal, el frío fue lo que me chocó. No sale el sol en seis meses. Estuvimos cinco años en Suiza. De allí, volvimos al Amazonas.

¿Cuándo te llegó el verdadero cambio?

• Con el segundo hijo tuve la iluminación, fue un despertar a un mundo desconocido en donde todo está perfecto. Ahora, después de tantos años de la experiencia, puedo contarlo. Yo pensaba que todo el mundo pasaba por la misma experiencia. Al entender la plenitud que tiene el amor, veía todos los caminos de la vida de la naturaleza.

¿Cómo es que no fue con el primer hijo?

• En mi primer hijo conocí el hospital, era una revolución total, me sentía como si me hubieran castigado. Cuando estaba en Londres, sufría mucho, pero mi marido Server conoció a su maestro hindú. Allí es cuando empieza mi línea mística, tres años después se manifestó en mi ser. En una noche de meditación, escuché la voz de la iluminación diciéndome que en once meses tenía que tener un segundo hijo. Es tan sabia la maternidad. A través de mis sueños me fui entregando a ese nuevo bebé. Le pregunté a mi marido qué nombre íbamos a ponerle y las revelaciones me indicaron que tenía que leer la Biblia, así que fui a comprar una y la leí toda en dos días. Yo sabía que iba a parir sola en casa, tenía mucho miedo, encontré dos líneas en la biblia que decían: «María parió en el establo». Y nueve meses después hice mi experiencia sola en la selva con mi marido, pero no fue romántico.

Hay un proceso de sufrimiento en la transición, hay que morirse como persona. Mientras no te mueres, solo se siente el dolor,

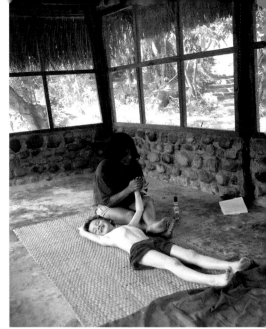

Carol de Bowé,
sanando a Samai.

pero nadie te habla de la iluminación y más en un parto. Te agarras a tu ignorancia hasta llegar casi a un coma. Mis visiones en el proceso me hacían ver el aborto y yo me preguntaba: ¿por qué? Si no he abortado nunca, pero era un perdón al mundo que me volvía loca. Yo también era cómplice con el aborto, yo veía los niños muertos por todos lados. Lloraba, me revolcaba en la tierra, veía sangre por todo mi cuerpo, ocho horas de transición, yo quería controlar la situación, pero llegó un momento en que dije: «¡Dios, sálvame o mátame!».

Recién ahí vino una puerta de luz, me puse en cuclillas y parí. En ese instante, perdí la consciencia, no entendía qué pasaba, no podía reconocer ni a mi propio bebé, había perdido totalmente la consciencia. Me pasé quince días sin dormir, sin poder decir palabra. Cada bebé es Dios. Jamás me voy a vender para contar al mundo, solo mi amor, solo me debo a la luz. Tengo siete hijos ahora en este mundo de caos, en el que nadie quiere tener hijos. «En el absoluto no hay grises, es blanco o negro.»

¿Cuándo supiste que te ibas a dedicar a la sanación?

• Después de cuatro años de la iluminación, nunca había salido al mundo. No podía hacer una oración, quedé en un estado de bienestar. Olvidé el nombre de mi hijo mayor, quedé como un bebé, no sabía hablar. Aprender a hablar desde la voluntad me costó cuatro años. Aprendí a hablar solo desde la verdad, la verdad es una vibración interior hacia el divino. La gente que miente oscurece su ser. En ese tiempo, mis días eran de un instinto animal, me echaba tierra y ceniza, estaba con las flores, no conversaba con nadie.

En mi primera curación, me llamaron para una niña recién nacida que habían dado como desahuciada, pero tenía muy claro que «para sanar hay que sanarse a uno mismo». Hasta entonces, pensaba que el don que me habían dado era para sanar solo a mi familia. Entré en la casa, estaba el bebé llorando, empecé tocándole los pies y luego le toqué las orejas. Me contaron que le habían pegado unos aretes con silicona para que no se le cayeran, eso era lo que estaba matando al bebé. Le sacaron los aretes y la bebé se recuperó. Desde entonces, la gente empezó a buscarme, esta fue mi primera sanación. He trabajado durante diez años, de seis a seis de la tarde.

Luego fuimos a España, teníamos muchos amigos. Había terapeutas que querían aprender la nueva técnica. «Pero yo no tengo ninguna técnica», les decía. No podía enseñar nada, es un don de la iluminación de la maternidad.

¿Cómo curas?

• A través del tacto, el propio cuerpo del paciente me revela una información, saco las barreras y activo los puntos de energía. Y así se sabe todo de la enfermedad.

¿Cómo funciona la sanación?

• A través de la energía de cada uno de nosotros. Si tu energía no circula, estás muerto, estás viejo y caduco, estás enfermo. Si a este ser no lo vamos convulsionando y le vamos dando energía, se muere. No hay otra magia. La energía es la que comanda, para mí solo existe cuerpo y la energía.

Pero, Carol, ¿no crees que hay otros cuerpos?, ¿que hay algo más que esa simplicidad de la que hablas, de solo dos cuerpos?

• La iluminación, nada más hay luz y sabiduría, no tenemos que preocuparnos. Todo ya está, pero no tenemos acceso en esa dirección, no podemos controlar nada, lo único que puedes controlar es la devoción al ser superior.

¿Qué tipo de milagros haces, si se les puede llamar así?

• El otro día vino una persona muerta de dolor, iba a morir. Siempre me traen pacientes moribundos, me los traen cuando la ciencia médica no ha podido arreglar nada. La mujer que vino pegó un grito con solo tocarla. Toda la familia estaba fuera de la consulta llorando, después de media hora se quedó calmada. Son sanaciones muy fuertes, pero si debo curar a alguien prefiero curar a los niños. La enfermedad es una energía al revés, una vez que es intercambiada, el cuerpo sana. De hecho, no existe como tal.

¿No absorbes las malas energías del paciente?

• No, te pasas agua. En la energía de la luz la enfermedad es invertida. Las personas se van felices, relajadas.

¿Nunca das un remedio?

• Bueno, un té de manzanilla o un té de ajo.

¿Cuánto dura una sanación? ¿Es una sanación de por vida?

• Por lo general, es para toda la vida, pero las personas suelen volver para otras curaciones más emocionales. Tú eres lo que lo emanas, por lo general me viene toda la familia, podría decir que hago una curación para todos.

¿Has sanado cáncer?

• Sí, básicamente los cánceres de pecho.

¿Tienes conocimiento de anatomía?

• No, he aprendido de lo que me hablan los pacientes, no me importa saber si el hígado está en un lado o en otro, yo lo veo como un todo.

¿Cómo ves el mundo de hoy?

• La riqueza está mal distribuida. En Europa son ricos. Hay gente que es egoísta e ignorante, la gente solo tiene un hijo. Un hijo único absorbe tanto que te haces su esclavo. Y esa misma energía la puedes emplear en diez hijos. Estamos superpoblados por dar placer al sexo, sexo igual a vida.
El mundo para mí ya no existe, da igual qué pasa en el mundo. Si hay guerras, no me pertenecen.

Pero ¿tú eres humana?

• Claro, pero ese es el proceso para transmutar de hombre o mujer a humano, ese es el reto. Los hombres se han quedado en el cerebelo reptiliano. La vida lo único que quiere es vivir. La vida es un regalo, hay que respirarla. El poco instante que estamos en este planeta no dura más que la llama de una vela.

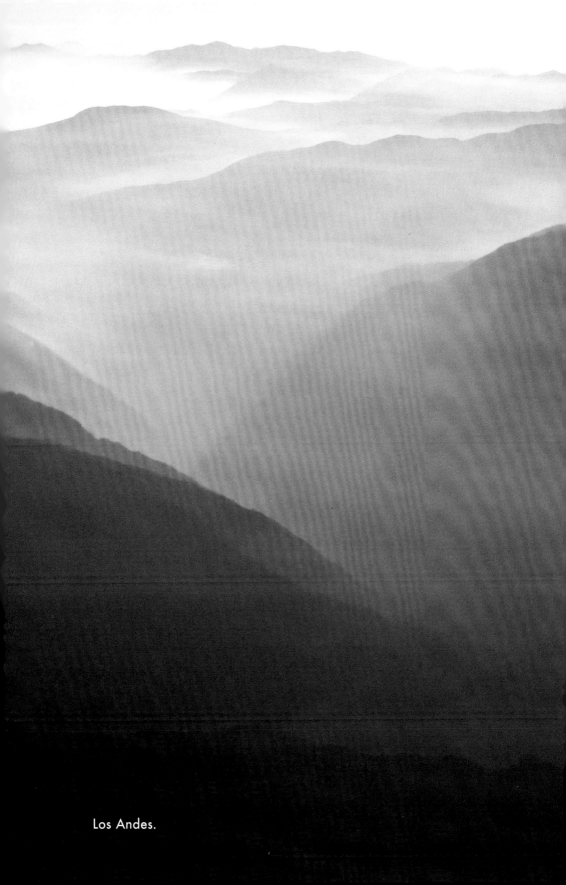

Los Andes.

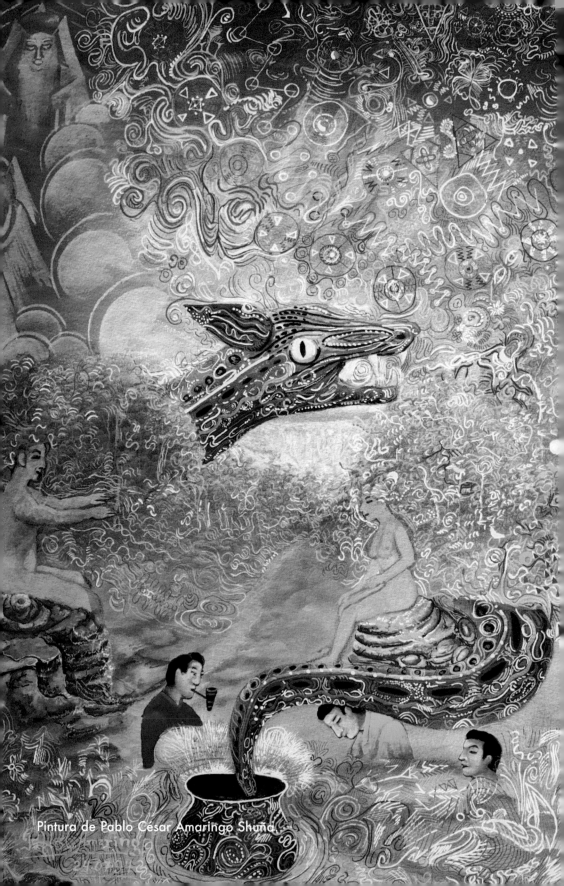

Pintura de Pablo César Amaringo Shuña.

• Francisco Montes, ayahuasquero, perfumista •

Presentar a don Francisco Montes es un honor. De todos los curanderos ayahuasqueros que conozco, podría decir que es el que tiene el conocimiento más refinado y culto de esta ciencia. Es un místico, un artista de renombre que ha viajado por muchos lugares del planeta con su arte. Es un perfumista, ayahuasquero, espiritista y un orador muy seductor.

Uno de los pocos, casi el único, del que no poseo fotos debido a una serie de circunstancias que explicaré más adelante. Hay cosas que en el universo de la selva son difíciles de entender. Según mi opinión, el ver lo que supuestamente no se ve siempre puede ser una subjetividad o una hipersensibilidad.

Hacía años que quería conocer el mundo de don Francisco Montes, porque me habían hablado mucho, y había escuchado sus ícaros «atrapasueños». Tiene un centro de medicina tradicional en medio de la selva, en la única carretera que existe entre Iquitos y Nauta.

Cuando llegué a Iquitos, lo llamé, y como es amigo y maestro de una buena amiga, me dio la posibilidad de visitarlo. Su voz sonaba como si respirara con el vientre, me dijo: «Kilómetro veintisiete, te bajas allí. Verás un camino que te lleva derechito al Centro Sachamama». Así que pensé que no sería muy lejos, y salí un poco tarde de Iquitos, además solo iba para una primera toma de contacto, tenía la idea de concretar una entrevista y, si lo permitía el maestro, quedarme unos días. Me llevaron esos autobuses que parecen cafeteras, siempre llenos a reventar, y donde uno puede confraternizar con el prójimo. Cuando la carne aprieta, viene el sudor que se mezcla en mil olores. Pude divisar al fondo una carretera, entre brazo y brazo. La selva, a un lado y otro, árboles de palo largo, sus copas de colores, el vaivén del viento, verde y más verde. Una sola dirección, la carretera.

Llegué sobre las tres de la tarde al apeadero. Había un cartel que ponía: «Centro Sachamama, conocimiento de plantas amazónicas». Según las indicaciones, pensé, esto debe andar cerca. Empecé a andar, por un camino muy angosto, con árboles tan altos que uno se siente pequeño. Caminaba y caminaba sintiendo la humedad de la selva en mi cuerpo, pero no veía ninguna señal que me indicara hacia dónde estaba el centro. Intenté encontrar a alguien que me dijera por dónde ir, pero estaba solo en ese camino que parecía que no me llevaba a ninguna parte.

Di varias vueltas para ver si me había equivocado, y después de mucho andar vi una bifurcación. Dudé porque el camino estaba lleno de vegetación, ya que la selva lo engulle todo: sendero que no se transita desaparece, pero me metí de todas formas.

En el camino vi que en los árboles había unos pequeños carteles casi borrados con el nombre del maestro. Pensé que ya estaba salvado, porque solo quedaba una hora de luz, y corretear por la selva puede hacer que te encuentres con muchas sorpresas.

Continué recorriendo el sendero hasta llegar a un gran lago rodeado de árboles, la luz llegaba hasta mi cara con pequeños destellos. Al fondo había una casita, y de repente me sentí observado. El lugar parecía la imagen de uno de esos sitios que salen en las películas: el lago y la casa de chocolate al fondo. Estaba inquieto por ese lugar tan tenebroso; además, para llegar a la casa tenías que dar un pequeño rodeo y subir a una loma. Esperaba encontrarme con alguien que me indicara, pero no había nadie a quien preguntar.

Subí la loma, y mi sorpresa fue aún más grande: había varias construcciones de madera, parecidas a un pequeño pueblo hecho de troncos, típico del Oeste americano, con cinco casas, una de ellas era como una iglesia con unas inscripciones ininteligibles en la puerta. Mi sorpresa fue ver que la iglesia y las casas estaban llenas de perros, al menos había doscientos, todos ladrando, era como una perrera. Tuve la sensación de que los perros eran almas perdidas que habían adoptado esa forma.

Como no había nadie, salí corriendo de allí, en dirección a la casita de chocolate, pero nada, solo más perros ladrando. Yo gritaba: «¿Hay alguien allí?», pero la única respuesta era la de un ladrido. Estaba aturdido, desconcertado, no sabía dónde estaba y en poco tiempo sería de noche. Con cierta angustia, volví sobre mis pasos, para ver si lograba dar con el camino de regreso, pues me parecía que los perros se transformarían en lobos. Al fin, encontré otra vez el sendero y justamente al salir y llegar a la carretera, vi un grupo de personas que parecían extranjeras. Les pregunté a dónde iban: al centro de Francisco Montes. Tuve la extraña impresión de que alguien me vigilaba a través de una bola de cristal. Quedaba poca luz y, en la selva, cuando se va el sol, en solo unos segundos se hace de noche, pero mis ganas de encontrar el lugar eran mayores. Decidí seguir a aquellas personas, aunque estaba muy cansado a causa de las tres horas de caminata por la selva.

Mis nuevos compañeros caminaban rápido y me dijeron que era muy cerca, pero a mí me parecía interminable. Pasamos por arroyos y luego por una alambrada llena de cuervos, lo que, después de la experiencia de los perros, me pareció otra señal. La mente siempre ve lo que quiere ver, pero a veces no hacemos caso de nuestros indicadores.

Llegamos al centro. Francisco Montes acababa de ducharse y vino con cierta prisa, como si se hubiera olvidado de mí, pero en el último momento me hubiera encontrado. Vi a un hombre pequeño, delgado, con una buena mata de pelo azabache y ojos de mapache, profundos como las tinieblas. «Buenas, casi no le esperaba», me dijo.

La casa era una construcción tradicional de la selva. Una palapa enorme techada de palma, un lugar precioso, pues desde allí se divisaba un pequeño valle con todas las copas de los árboles, despedían un perfume que invadía los sentidos. Entramos en la palapa. En el centro había una gran mesa y, a un costado, en la pared, un mural hecho con materiales de la selva con una gran liana de ayahuasca, la más grande que he visto. Era como un árbol, me comentó que al menos tenía doscientos años. «Las abuelas tienen más sabiduría», dijo. Al costado del mural, en la parte superior, donde se divisaba una pequeña habitación, se podían observar tres cabezas de pantera negra. Me dijo que dormía allí y que eran los guardianes de sus sueños.

Nos presentamos y hablamos un rato mientras iba oscureciendo. Sin embargo, me parecía que hablaba con una pantera, ya que de vez en cuando en la conversación hacía como un gesto de felino. Pensé que me quedaría a dormir, pues ya se había instalado la noche, llena de estrellas y los animales nocturnos iban tocando sus partituras con la potencia de un altavoz. Me dijo que, si quería grabar la sesión de ayahuasca, volviera al día siguiente, porque «yo solo doy los martes y los viernes, que es cuando la energía es más fuerte». Se despidió de mí, como si hubiera sido un vecino que conocía el camino de vuelta. Tragué saliva y volví por ese lugar inhóspito con una pequeña linterna que tenía en el móvil. Mis pasos eran rápidos, pero estaba solo, de noche y en la selva, así que tenía que cuidar dónde ponía el pie, ya que un desvío o apoyarse en alguna rama podían significar un ataque de cualquier insecto o animal al que hubiera molestado en sus quehaceres. Pese a todo, concentrado y a buen ritmo, llegué enseguida a la carretera, aunque volvió a parecerme una eternidad.

En la entrevista del día siguiente, pude darme cuenta de por qué no había logrado llegar al centro la tarde anterior.

Salí temprano, pues estaba cansado de Iquitos: el ruido de los motocarros lo tenía retorcido en mis orejas, y el nitrato de carbono, en mis pulmones. La selva, el gran jardín, es un despertar de sensaciones, sonidos ininteligibles de pájaros, árboles inmensos y plantas. Por las noches entra el fresco y los insectos voladores iluminan el lugar.

Como ya conocía el camino, llegué con facilidad al Centro Sachamama, donde me dieron un tambo. Conocía este tipo de tambos (cabañitas individuales de construcción de palma), que son para los pacientes o para que la gente que viene a aprender la medicina pueda hacer sus retiros y sus dietas. Este era de lujo, tenía un váter y todo, y estaba decorado muy a la francesa: mosquitera rosa, papel higiénico rosa, solo le faltaba un peluche. Generalmente, los que he conocido son todo lo contrario.

Pasé un rato descansando, pero la humedad es como un pegamento de agua que se pone en tu piel, así que decidí ir a ver al maestro Francisco para continuar con la entrevista.

Sus relatos son cacofónicos, porque en lugar de hablar, canta. Me dijo que a las ocho habría ceremonia, que es la hora a la que suelen empezar.

Llegué al lugar de ceremonias y allí estaban los franceses que había encontrado el día anterior. También, vi al maestro Francisco, que se había puesto el traje de ceremonias, con una corona de plumas de guacamayo en la frente, pues suelen utilizarlas para protegerse de las sombras. El rostro de ese hombre con la luz de la vela parecía el de un sacerdote inca recién salido de las profundidades más tenebrosas. El lugar de las ceremonias era también diferente de los que conocía, pues en la casa de Francisco las sesiones de ayahuasca se realizan sentados en unos bancos que forman una especie de cuadrilátero y al fondo se pone el maestro.

Acordé con el maestro que yo no iba a consumir la sustancia antes de la ceremonia y él me lo permitió. Su forma de trabajar con los pacientes es que va pasando uno a uno, les toma el pulso y luego les sopla con su cachimba (pipa peruana). Me pareció que su método le daba una información milimétrica de cuánta cantidad puedes consumir y cómo está el cuerpo para recibir la toma de ayahuasca.

Iba pasando por los franceses que me habían encontrado la noche anterior y debíamos de ser unas cinco personas. A mi lado, estaba un francés alto, que parecía de buena familia por sus modales, pero que, mientras el maestro Francisco le tomaba el pulso, temblaba como una hoja. Le decía: «Hoy tranquilo que ya estás mejor, no vas a vomitar tanto». En ese instante, me di cuenta de que la gente con la que iba a compartir la ceremonia eran todos pacientes. Este hecho me dio cierta aprensión, pero era lógico, porque estaba en un centro al que iba la gente a curarse de los males de la civilización.

Cuando llegó a mí, me dijo que había hecho un buen trabajo y se interesó por mi maestro de dietas, que era Ernesto, tabaquero. «Deberías tomar un poquito de ayahuasca», sabía que en sus ojos aparecía la bondad disfrazada de diablo. Le respondí que no, pero él me contestó que la poca cantidad que me daba, simplemente era para estar en comunidad y que me haría bien. Así que me dio un vasito o media copita. A los diez minutos, fue como cuenta la entrevista: vino como un rayo, pero yo no tenía abuelita para protegerme, como me contaba don Francisco, y estaba solo con unos franceses a quienes no conocía de nada, en medio de la selva, y mi única arma era mi grabadora y el papel rosa que me habían dado. Ese rayo casi me parte en dos, noté una presencia, como una mano que quisiera robarme mi luz. Miré alrededor y vi a los franceses con esa mano también encima de ellos. Mi reacción fue rápida y supongo que, por mis ángeles de la guarda y la experiencia, que nunca es mucha en estos casos, pude defenderme de esa cosa que me estaba invadiendo. Pese a que a duras penas podía caminar, fui a pedir un mapacho (tabaco peruano de la selva) a don Francisco. Sé que, si te soplas el humo por encima, puedes parar el mareo, así que a los cinco minutos salí de esa ceremonia. Completamente mareado, casi ni sabía dónde estaba, pero mi objetivo era claro y creo que nunca lo he tenido tan claro. «Si no sales de aquí, te van a comer el alma.» Llegué a mi tambo a duras penas, mientras me decía a mí mismo: «No te duermas, no te duermas». También sabía que si te duermes cuando hay un ataque astral estos maestros y los espíritus que los acompañan de otros mundos pueden llegar a saber el número de tu cuenta bancaria. Así que lo que quedaba de la noche lo pasé en vela: «No te duermas, no te duermas». Cuando empezó a clarear, cogí mi mochila y salí corriendo, pero había dejado mi grabadora en la mesa del maestro de ceremonias. Cuando llegué al lugar, todo estaba en calma, así que tomé la grabadora, pero luego pensé: «No has hecho ni una foto del lugar». Por lo tanto, saqué la cámara para hacer una foto a la mesa donde estaba la copa de su abuela. Mi sorpresa fue que la cámara no funcionaba, era como si un campo magnético recubriera toda la mesa. Para comprobarlo, orienté la cámara hacia el lado opuesto para ver si funcionaba, y sí, hacia el otro lado funcionaba, pero cada vez que intentaba fotografiar el pequeño templo, era imposible. Allí me di cuenta del inmenso poder y conocimiento que se puede adquirir en conexión con la naturaleza. Mientras salía del centro, podía ver como si los árboles tuvieran esa red mágica de la que habla el maestro Francisco Montes en la entrevista. Aunque todo podía ser fruto de mi imaginación y mi subjetividad, yo le tengo mis respetos al mundo invisible. Por otra parte, estoy muy agradecido por el regalo que me dio el maestro Montes, por sus enseñanzas sobre un mundo del que hemos escuchado de todo en nuestra mitología, historias fantásticas de brujos y conocimiento. Pero, sobre todo, por el compromiso que requieren este tipo de enseñanzas, ya que se necesita gente con más valor que yo, porque para mí la Amazonía es una de las regiones de mayor conocimiento ancestral que hay en el planeta.

Entrevista a Francisco Montes (Loreto)

Yo soy Francisco Montes Shuña, artista. Somos doce hermanos, mi primo fue Pablo Amaringo, curandero y pintor. Tengo sesenta años y pinto lo que veo en la ayahuasca. El arte salió como un sueño, yo nunca imaginé que iba a ser famoso.

¿Cuándo empezó a pintar?

• En 2005, pero ahora estoy un poco cansado de viajar, me dieron ese conocimiento para mí, no para ir mostrándolo a todo el mundo. Tengo que guardar mi energía, porque mi mundo espiritual está aquí.

¿Compartía la pintura con Pablo Amaringo?

• Pablo Amaringo pintaba en lienzo y yo pinto en corteza de árbol. He hecho muchas exposiciones en muchos países, unos doce países. Mi primera exposición fue en la embajada de Londres, dos en París, en el Mont Saint-Michel, en Suiza, Alemania, Japón, Italia, en Holanda. Ahora soy famoso. Mis cuadros se venden en menos de diez minutos. Hicimos un mural enorme con Pablo Amaringo en Tokio, allí le pinté el chuwachaqui, un árbol mítico dentro de la medicina.

¿De dónde es?

• Soy de una comunidad nativa, pertenezco a una etnia que se llama capanahuas, vengo de una familia de curanderos. Estoy tomando ayahuasca desde el vientre de mi madre, en esa época solo la tomaban las familias de curanderos, y toda la familia tomaba, pues era obligatorio, era una cosa sagrada. Ahora, la ayahuasca se ha vuelto un *business*. Vivíamos en Pucallpa y me vine a Iquitos en la época del terrorismo. En esa época mataban a mucha gente por esa zona, aún tengo cuatro hermanos allá.

Ahora tiene usted un centro, ¿es solo para extranjeros?

• No, es para todos, para peruanos, para todo el mundo que lo necesite. En el centro hay trece bungalós para dietas y un río para bañarse. Duermo en esta sala. Es una palapa tejada de palma, muy grande, que está por encima de las copas de los árboles, pues es la parte más elevada del centro.

Encima de la habitación pude observar que tenía tres cabezas de pantera negra y le pregunté...

¿Los ha cazado usted?

• Tengo tres tigres, ellos me dan protección por la noche, no los cacé, pero hace treinta años esto estaba lleno de panteras negras. La mayoría de la gente que viene son pacientes o gente que quiere aprender, y pasa aquí varios días. Los que solo vienen a curiosear con la ayahuasca, no los acepto.

¿Cómo se aprende a ser un curandero ayahuasquero?

• La disciplina nos la da la misma ayahuasca y las plantas. Con las plantas hay que dietar para conocer su alma, Para entrar hay que aislarse, estar solito en el tambo.

Doce años he dietado, la disciplina es bien dura. Treinta y ocho años comiendo solo harina; el primer paso es la dieta para recibir las enseñanzas. Sin sal ni azúcar ni aceite; es la manera de entrar con la vibración de la planta.

La comida de mi abuela era la pipa, solo comía una vez al día plátano asado. Ella no tenía tiempo, curaba todo el día, la casa estaba llena, venían con diarreas, con picaduras de víbora, con cólicos, con fiebre. También practicaba el perfume, lo «jalaba» todo el día, así perdía el hambre. Tenía una fuerza fuera de lo común. Recuerdo que ponía en mi mano polvo de plantas, y con un ícaro lo convertía en líquido. Se probaba a ella misma para saber la fuerza que tenía. Ponía una tinaja llena de agua a veinte metros y con su pipa tragaba el humo, con tres caladas soplaba y con la vibración del agua hacía reventar la tinaja. La abuela nos decía: «Qué van a querer comer mañana? ¿Paiche?» (pescado amazónico). Y por la mañana íbamos al sitio que nos había dicho y encontrábamos un paiche gigante. Así era mi abuela.

¿Cuánto vivió la abuela?

• Ciento ocho años, y parecía que tuviera veinte. Yo era como su bastón, tenía cuarenta y ocho nietos, pero el favorito era yo, me dio ayahuasca a los seis años. A los iniciados, recién es a partir de los quince años, yo he dado ayahuasca a mis hijos, pero en esa edad una de mis hijas pinta (que ya menstruaba). Mi abuela me preparaba baños de flores, las cocinaba con piedras, me soplaba, me decía: «Tú serás un perfumero».

¿Qué vio la primera vez que tomó ayahuasca?

• Mi abuela me dio a los seis años media copa, que sabía como miel. Yo la hago igual, tal como me enseñó a prepararla, y solo la tomo una vez, si eso no funciona ya, que espere.

Mi abuela me dejó más de cien ícaros, yo te puedo cantar todo el día, toda la noche. Los tengo bien ordenaditos, yo le canto al cielo, a la tierra y al agua, con los ícaros muevo esta energía.

Cuando los gringuitos toman, la pasan mal, leen un libro, ven visiones y ya está, con la ayahuasca te tienes que abrir, «cuando la ayahuasca aprieta no cree en nadie».

La abuelita me había dado media copa, y recuerdo que a los

diez minutos vino como un trueno y me agaché. Me dio a probar debajo de un árbol, un shihuahuaco. Me dijo: «Es el árbol que vas a dietar primero, primero el ajo sacha y luego el shihuahuaco». Allí vi el espíritu del árbol, ¡un rey! ¡Qué hombre! Porque en el camino de la ayahuasca te van a templar, nadie te podrá, por eso ahora no siento nada, yo a los brujos no les temo, ni les creo.

¿Qué hace el ícaro? (Cantos sagrados que cantan los maestros y se utilizan durante la ceremonia.)

• El primer paso, si quieres ser un curandero, es la medicina y el ícaro. El ícaro es el lenguaje de la planta, si quieres comunicarte. Si no, ¿cómo te comunicas con la planta? Si no, ¿qué puedes hacer?

Todos los ícaros tienen su procedencia, y entre ellos hay una jerarquía, a veces no hacen lo que quiere el maestro. La creación del ser humano viene de las profundidades de la humanidad, la medicina también.

¿Qué es esa profundidad de la que habla?

• Cuando cantas los ícaros, el que está abajo lo cantas hacia arriba, el que está arriba lo cantas hacia abajo.

¿Lo que sabe ahora lo aprendió todo de su abuela?

• He estado con muchos maestros curanderos, salí a hacer prácticas para aprender más. Recuerdo un maestro shipibo coyarinacocha, yo le pregunté: «¿Qué es un ícaro?». Me contestó: «Es un ícaro y no más». Pero yo le decía que hay que saber qué es un ícaro, como sabemos en qué casa estamos metidos, pues si no hay buenos pilares, puede caer. El ícaro es como una pared maestra, hay que estar seguro, pero hay que saber dónde estamos metidos. Así que dije: «Este maestro no vale».

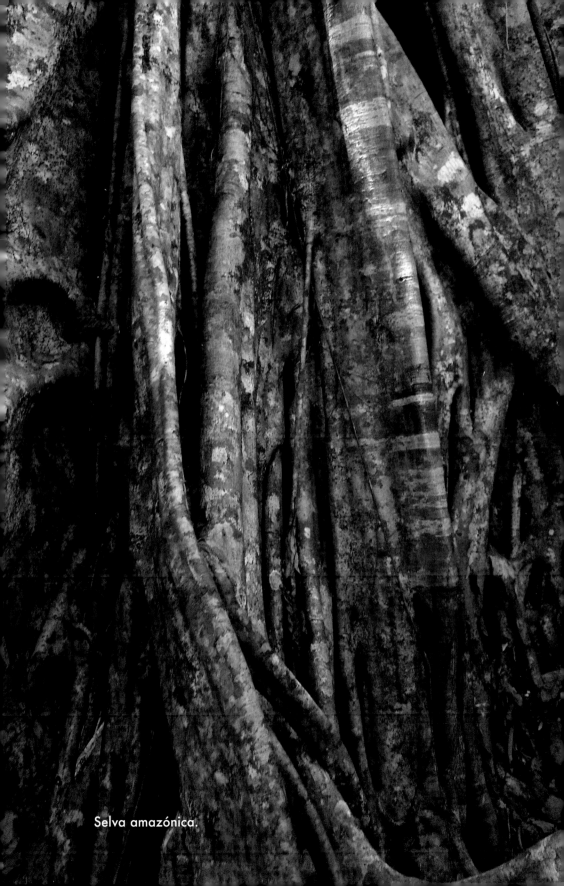
Selva amazónica.

¿Cuándo fue su primera ceremonia?

• En mi primera ceremonia hubo muchas preguntas, mi abuela me preguntaba todo: «¿Qué has visto? ¿Qué has sentido?».

A los seis años ya cantaba. Cuando yo estaba muriendo, no resistía. «¿Qué voy a hacer?» Allí mi abuela solamente me tocaba, yo quería agarrar, mi abuela no se dejaba tocar y atrás oía voces: «Sóplale, sóplale». Escuché a una mujer que venía cantando. Allí viene la perfumera a los cien metros, a los cincuenta, perfume, perfume, perfume. Pero ¿dónde? A los cinco metros vi en sus ojos que era un hada. Me dijo: «Yo soy la reina del perfume», y bailaba allí delante, ¡pucha!, sentí la vida, ella cantaba nai, nai, nai, veintiocho ícaros me dejó. He seguido cantando toda la vida y en cada ceremonia ese ícaro.

¿Qué es para usted llevar una ceremonia?

• Lo comparo con un piloto que lleva su avión. Primero calienta su motor y luego despega, pero todo el mundo está tenso, luego, cuando planeamos, ya hay que cuidarse de las cosas negativas que puedan entrar.

Mi abuela trabajaba con tres mil metros de protección alrededor, ese ícaro me lo ha dado, el centro está preparado, son cinco ícaros que me ha dado. Yo lo protejo con una red mágica, el ícaro dice red mágica, si alguien viene choca nada más.

Ella me decía el primer día de mi dieta: «Vamos a ir con protección arcana, protección arcana, arcana mueves la protección, la protección la mueves con la arcana».

¿Qué es protección?, ¿qué es arcana?

• Hay que aprender ícaros de protección.

¿Para qué protección?

• Si alguien viene de arriba, el que va allí. Cuando empiezas una dieta, uno de mis aprendices, esa noche le pongo esa arcana; si no, nos bloqueamos. Mi abuela así me enseñaba.

¿Qué utilizaba su abuela para curar?

• Mi abuela usaba camalonga, agua florida, timolina. En esa época había muchos brujos, utilizaban un pájaro que se llama sarara, una especie de pájaro como un cuervo, pero con el pico colorado. Recuerdo que estaba de ayudante de mi abuela, yo tengo su cachimba, su copa de ayahuasca no la tengo por decoración, cocama con capanahuas, pura raza indígena, el ataque del brujo. Lástima que no esté aquí, pero intuición es mejor que visión.

¿Qué tipos de curanderos hay?

• Ayahuasquero perfumero, espiritista, tabaquero, palero, camalongero; cada uno tiene su especialidad. Yo he aprendido un poco de espiritismo. No hay todo en uno, es como en los médicos, un psiquiatra no sabe de medicina general, hay una especialización, cada uno tiene su ciencia y allí te quedas. Esto es una universidad, uno ha tenido que aprender con un maestro. ¿Quién ha aprendido a leer si no ha tenido un maestro? Hay profesores muy malos: «Quién pudiera permitirse estar con el malo».

Wilder
965 012615

GLEDIS
945 369 28

Marcelino Nolorbe, curandero, camalongero, Iquitos

• Marcelino Nolorbe, palero, ayahuasquero •

Relato de *Guillermo Reaño*

Un mentalista, su hijo y una familia sobre una barca del río Itaya. Medicina tradicional en el fin del mundo.

Sammy tiene cinco años y en casa todos saben que a los diez tendrá que probar ayahuasca, la planta sagrada de la que todos hablan, y buscan, en el malecón

Tarapacá, Iquitos, la capital de un departamento peruano tan grande como Alemania. Tiene cinco años y a los diez tendrá que repetir el rito que su padre y su abuelo, y también decenas de otros Nolorbes, sangre de su sangre, hicieron alguna vez al pie del monte, junto a las aguas rumorosas de algún río perdido de la exuberante Amazonía.

Sammy juega, salta, se ríe, coge un palito cualquiera que le sirve de caña de pescar para cazar sin apuro los pececitos que ya no podrán ser parte del mitológico banquete de boquichicos y palometas que suelen comer los habitantes de Puerto Clavero, la aldea flotante de este discreto remanso del río Itaya, al costado nada más de una ciudad de quinientos mil habitantes e incontables motos y mototaxis.

Marcelino Nolorbe, su padre, es un hombre orgulloso de una prole compuesta, a excepción de Sammy, por mujeres –Mónica, su esposa, y Kimberly, Hilary, Girly, Giblery y Elizabeth– que han aprendido a moverse en este reino de aguas infinitas y plantas que nacen en el fondo barroso de un río eternamente color chocolate, con la misma destreza con la que se desplazan las anacondas en los caños de la selva o los cazadores quechua-lamistas de Balsa Puerto. De este lugar proceden los Nolorbe, una estirpe de médicos que desde el principio de los tiempos se han especializado en dar salud a los enfermos –del alma y del cuerpo– utilizando las plantas, algunas sagradas, que la naturaleza, madre de todos los hombres, ha sabido crear. Paleros, los llaman los entendidos, o simplemente vegetalistas.

Marcelino se sienta en una silla, y empieza, primero tímidamente, un relato denso, lleno de referencias a médicos antiguos, y a plantas que dialogan con los gentiles y diluvios milenarios. Tiene cincuenta y dos años y esta es su segunda familia. Su primera mujer murió víctima de las malas artes de un brujo, malero les dicen en estos pagos, que al no poder hacerle daño directamente, se las tomó con ella y se la quitó. No quiere, me da esa impresión, ahondar mucho en pasajes de su vida que prefiere olvidar y se lanza a contar relatos de mejores tiempos: «Mi abuelo fue el que me enseñó los secretos de la ayahuasca. Yo andaba como de diez años, la edad de mi Sammy, cuando me dio un traguito y me dijo: "Quiero que seas mejor que yo, que ayudes a la gente, que te enfrentes a los maleros, a los que quieren hacernos daño". Mi abuelo tenía ochenta y siete años, él también murió a manos de los maleros».

«Somos mentalistas», me dice, y empiezo a creerle. En su maloca, balsa, arca de Noé después del diluvio, todo sirve, todo forma parte de una estructura inverosímil, minimalista: un gallo que parece un Ave Fénix, una hamaca que hace las veces de sala y consultorio, un borracho que dormita en el piso de madera y va emitiendo letanías en una lengua de otros tiempos, un reloj detenido a las doce del día de un martes 13, supongo. Su casa es una tienda de gitanos, una carpa de volantineros, el gabinete milenario de Melquíades en busca del hielo eterno y los secretos de la alquimia.

Mónica Pinedo Tapullina, su mujer, reina en la cocina, allí destapa calderos, troza yucas y plátanos gigantes, alimenta el fuego que cuece los platos que la prole habrá de comer este mediodía de sol iridiscente y muchos aprendizajes.

Solo tiene ojos para Sammy, el niño que muy pronto entonará ícaros y habrá de platicar con las plantas, compañeras de los mortales, maestras de la vida y sus recodos. «La planta que más uso –vuelve a la carga Marcelino– es el huairacaspi, la más potente de todas, la que mejor me habla, la que me dice cosas que ninguna otra sabe decirme. Es el palo que te hace ver todo, el rey del mundo. ¿Has probado alguno de los palos de la selva, has probado tabaco?», me interpela. Mónica, en cambio, me observa sin prisas. Soy uno más de los tantos forasteros que han llegado a sus dominios, tratando de saber un poco más de una ciencia que empieza a ganar adeptos entre los viajeros que pasan por los malecones de Iquitos.

«Aquí todos nos curamos con plantas –me dice– no hacen falta médicos vestidos de blanco o inyecciones.» Me cuenta también la historia de *Trevor*, el perro que entre todas las mujeres de la casa y el buen Sammy cuidaron como a uno más y que un día subió los peldaños de madero que el vecindario ha ido poniendo en el barro que asciende hacia el malecón de Iquitos –luces, bocinazos, ruidos extraños– y no pudo volver, un microbús lo aplastó. No hubo planta maestra que pudiera salvarlo de las llantas de una bestia de hierro y tumultos que no había visto nunca en sus dos años y pico de vida sobre una balsa. Iquitos, cuadra treinta y tantos de la concurrida avenida Putumayo, tropel de motos y vehículos de toda laya. Me he sentado en una silla del cubil de Ernesto García, tabaquero, para tentar un primer ingreso al mundo de la farmacopea amazónica. Me acompaña Raimon Pla, fotógrafo catalán que desde hace varios años visita Perú para curarse de los males del alma, que en la vieja Europa le es imposible afrontar. ¿Para qué sirve todo esto? Para evitar tanto sufrimiento, construimos fantasías que se nos escapan de las manos, y cuando esto ocurre, sufrimos…, me lo había confesado en la mañana, en el *lobby* del Iguana Haus, uno de los tantos *backpackers* que han surgido en la capital loretana, otrora destino familiar por excelencia, ahora Meca de jóvenes de todas las pelambres y aventureros en busca de calma.

Raimon confía en Ernesto, un excampeón de kung-fu que aprendió de sus padres el arte de curar con plantas, y me lo hace saber. Incrédulo, miro al maestro y sigo a pie juntillas sus indicaciones. El humo del tabaco llena la habitación y Ernesto me ausculta con cuidado, humo y más humo de un inagotable mapacho, un cigarrillo hecho a pulso con el mejor tabaco regional, de por medio. Al final, su diagnóstico es contundente: «Tienes que volver, primero debes dietar con chiric sanango, luego nos volveremos a encontrar…».

Le pregunto por qué, qué oscuro designio retrasa mi primera cita con la ayahuasca: «Estás bien –me responde con absoluto convencimiento–. Tu cuerpo no está preparado para las plantas que curan…, no es el momento». Raimon se mata de risa y acota con conocimiento: «El chiric sanango es una planta sagrada, una soga que te va a purificar, que te va a limpiar… Vamos a conseguirla en el mercado de Belén».

No había tiempo para más preguntas, para indagar por los motivos de una postergación que no esperaba, debíamos visitar, en la parte posterior de la casa del propio Ernesto, la escuela de sanación que dirige desde hace un tiempo. Allí, entre la escalera recién construida y el patio donde se amontonan las gallinas y los perros, me espera un grupo de felices estudiantes, todos aprendices de tabaqueros, que han llegado de los rincones más inverosímiles del planeta atraídos por una «ciencia», la de las plantas, mucho más efectiva para curar los males que aquejan a los mortales de un siglo que ha perdido la fe en las medicinas y en las ideologías contemporáneas. Marie, una francesa que hasta hace poco fue una psicóloga exitosa en Perpiñán, sur de Francia, me recibe con una alegría desbordante y me cuenta lo mucho que ha hecho por ella el tabaco de la Amazonía peruana. «Aquí soy feliz, llevo seis meses dietando de la mano de Ernesto. Lo que hice antes, las herramientas que usaba en mi consultorio no sirven para nada; el tabaco te habla, te sensibiliza, te abre puertas que de otra manera no podrías abrir.» «Lo mismo me pasa a mí», acota otra de las discípulas de Ernesto, una checa de veinte años que pasó gran parte de su vida en Australia y que ahora –cuatro meses después de haber llegado a la escuelita del barrio Putumayo– tiene la seguridad de haber dejado atrás la depresión que la venía matando. Conversé también con un español de Valencia y con una israelí que dejó la comodidad de Tel Aviv para encontrar una paz esquiva y más sabiduría: los dos estaban seguros de haber tomado el camino hacia la sanación.

Después de veinte años de abstinencia de tabaco, vuelvo a probar un cigarrillo, seguro de estar en el lugar adecuado para volver a las andadas. El humo del mapacho te envuelve, te conecta de otra manera con un mundo que creías inexistente y que está allí, potente, sugerente, expresivo. En la casa de sanación de Ernesto, conviven hombres y mujeres que han decidido –de *motu proprio*–

cruzar un Rubicón amazónico para encontrar lo que muchas tribus humanas están buscando en los confines más recónditos de un planeta que agoniza. Le cuento a Mónica que ni siquiera soy un enfermo imaginario, que el tabaquero de la calle Putumayo me ha mandado de paseo, que debo ir primero al barrio de Belén, al mítico pasaje Paquito, en el mercado más popular de la bulliciosa ciudad de Iquitos, para conseguir la planta que habrá de abrirme el camino de la madre ayahuasca, y sonríe. «Es así, todo tiene su tiempo.» Tal vez tengan razón, soy todavía un incrédulo citadino en busca de un convencimiento que tiene sus propios caminos, otras contexturas. Mónica me cuenta que su Sammy es muy travieso y que en la escuela destaca sobre los demás por su habilidad para responder rápido las preguntas de su maestro. «¿Y tu marido? Cuéntame algo de su oficio, quiero saber más de su trabajo», le digo, ganado por la confianza y las horas que van pasando: «Marcelino es muy requerido por la gente, sabe mucho y es serio. Mañana va a ir al monte a trabajar con las plantas. Una turista que ha venido de Turquía a sanarse lo ha estado buscando, parece que tiene un tumor avanzado, pero no quiere que la atienda un médico cualquiera, quiere curarse de verdad…»

«Yo nunca he ido al hospital, solo creo en mi medicina», me cuenta Marcelino Nolorbe, de regreso del cubículo, donde guarda los frascos y botellas con todas las raíces de su ciencia milenaria. Sospecho que debe de habernos escuchado… Me dice, además, que es católico como su padre y su abuelo, como Sammy y su mujer, como sus hijas y los demás miembros de su familia, dispersa por el bosque. «Yo les rezo a las plantas, les oro, y ellas me escuchan, me protegen, como a mi abuelo, como harán con Sammy… Cada planta tiene su espíritu y cada espíritu es diferente. Ya te lo he dicho, para mí la planta más fuerte es el huairacaspi, no hay otra como ella.»

Marcelino habla sin prisa, seguro de lo que sabe. Anoto: «En la naturaleza hay plantas de todo tipo, pero también hay remedios que se basan en los animales. Por ejemplo, las lombrices de río, también la sangre de motelo –una tortuga que vive entre las playas de arena y las corrientes de los ríos amazónicos– son ideales para las várices. En mi botica, aquí en mi casa y en mi tambito en la selva, tengo cantidad de medicina, remedios para todas las enfermedades».

–¿Y cuándo un paciente te busca con una enfermedad muy difícil de curar? –le pregunto pensando en la pasajera turca que deberá atender muy pronto.

–Para esos casos, tengo un encanto, un espíritu, una piedra santa. Cuando no puedo curar con facilidad, el encanto me ayuda, también los ícaros.

La naturaleza está trabajando para curarse a sí misma, lo ha dicho Ralph Miller, uno de los más prestigiosos investigadores de la ayahuasca, la planta sagrada con más blasones de la Amazonía peruana. Mucha gente tiene el convencimiento de que la humanidad se encuentra en el umbral de un cambio extraordinario, *ad portas* de un año cero que restablecerá el orden que la industrialización, el consumismo, el fin de la historia tiraron por la borda. Y en Iquitos, otrora capital de la biodiversidad y el ecoturismo, han encontrado el necesario puerto de embarque hacia un océano ciertamente proceloso, pero lleno de posibilidades para un mejor vivir. De ese embarcadero, ha de partir la turista turca que llegó desde el Bósforo para buscar refugio en las plantas sagradas. El mencionado Miller afirma que la ayahuasca –la ayahuasca para los que la consideran una deidad femenina– contiene una sustancia psicoactiva muy poderosa llamada dimetiltriptamina (DMT), un enteógeno producido en la glándula pineal. Los entendidos aseguran que dicha glándula produce DMT en grandes cantidades, por lo menos dos veces en la vida de un ser humano: al nacer y al morir. Para los que han hecho de la planta sagrada un camino, una luz, se trata de la llegada y de la partida del alma, ese misterio que el materialismo viene negando hace tanto tiempo. Se piensa que, en los primeros años de la adolescencia, la glándula pineal humana se atrofia, deja de producir DMT, nos convierte en cuerpo, en materia pura y salvaje. La ayahuasca vuelve a despertar el cerebro adormecido, ya que contiene exactamente la misma estructura bioquímica que la glándula pineal, ese es su secreto.

Todo parece encajar…

Va cayendo la tarde en Puerto Clavero y los miembros de la familia Nolorbe –Mónica Nolorbe, su madre, el bueno de Marcelino, los chicos: Kimberly, Hilary, Girly, Giblery y Elizabeth, también Sammy– se juntan alrededor de una mesa que apenas puede sostenerse en pie. Todos los sonidos de la tierra se detienen por un instante, el universo entero podría caber en la geografía de una camalonga, una semilla de otra planta sagrada que una vendedora del pasaje Paquito, la botica más extraordinaria de la Amazonía peruana, me aconsejó comprar si es que de verdad quiero andar por el mundo con mejor pie. Marcelino parece cansado, estoy seguro de que sus pensamientos andan por otros lados, debe de estar planeando la ruta, me imagino, que habrá de tomar mañana para llegar a su tambito al lado del río de siempre, y empezar a trabajar muy duro para curar los males de esa paciente que ha llegado de tan lejos. «Vuelve, vas a volver –me dice–. Aquí te voy a estar esperando, ya va llegando tu tiempo.»

Entonces, la calma en este remanso al lado del Itaya, diminuto tributario del Amazonas, se convierte en movimiento nuevamente, y la maloca, balsa, pedazo del continente flotando sobre un océano atrapado en medio de la selva, empieza a mecerse de nuevo al ritmo de unos ícaros que llegan desde muy lejos.

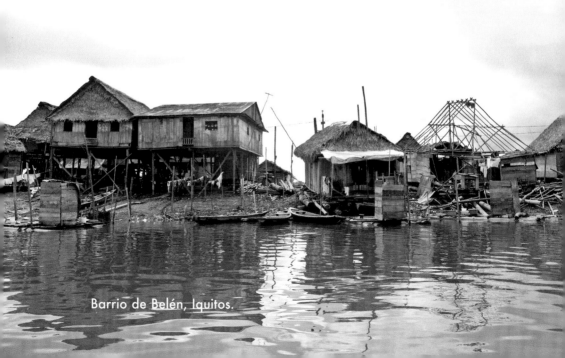

Barrio de Belén, Iquitos.

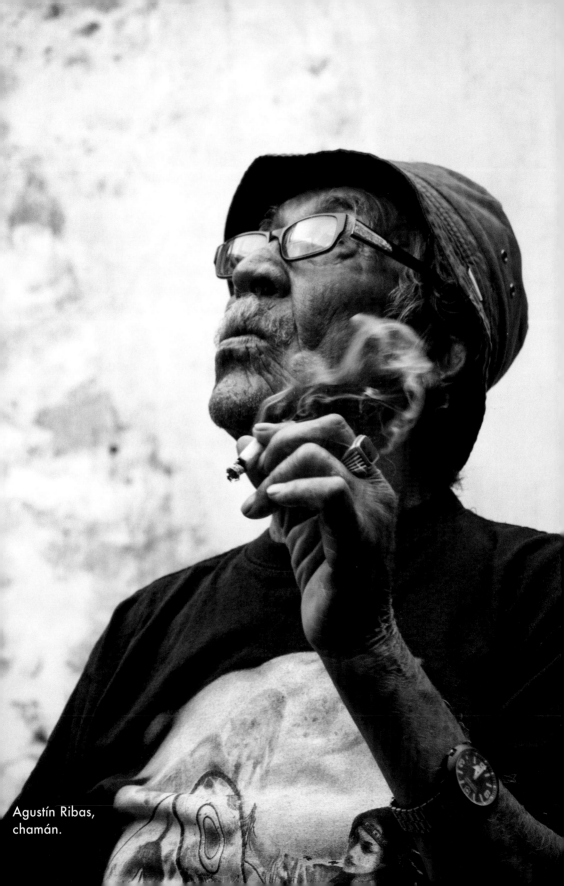

Agustín Ribas,
chamán.

• Agustín Rivas, chamán •

Salí de Iquitos hacia Tamshiyacu, pueblo situado en la ladera del Amazonas. En Iquitos puedes conseguir un motocarro a cambio del precio de cien árboles, de los setenta mil motocarros que circulan. Solo en motocarros, a la selva le faltan siete millones de árboles, sin contar su consumo. Casi toda la madera preciada, ébano, tomillo, caoba, cedro y muchas más están siendo extinguidas por las mafias madereras. Me acompañaba un amigo peruano, pintor de sueños de la ayahuasca de la escuela de arte imaginario de Pablo Amaringo de Pucallpa. Buscaba un instrumento llamado el arco de Agustín Rivas, que visionó en una ceremonia de ayahuasca. Es un arco de madera parecido a un birimbao, hecho con cuatro cuerdas, que se toca con una mano, posicionando la boca en su mástil para darle la vibración. Se utiliza durante las sesiones de ayahuasca.

Nos dirigíamos a uno de los muchos puertos de lanchas rápidas que hay en la ciudad. En Iquitos hay un gran tráfico fluvial, cada lugar de destino tiene su punto de partida. Las lanchas vuelan por las aguas del Amazonas. Se deslizan a gran velocidad, pues el único reglamento para navegar es ir esquivando los obstáculos que presenta el río: troncos que flotan, plantas acuáticas que siguen su curso, etc. Cielo, tierra, agua y más agua, la gran autopista del Amazonas, buques de carga que se dejan llevar por sus corrientes. El viaje a Tamshiyacu duraba una hora. En la lancha éramos unos veinte pasajeros, que manteníamos nuestros gorros con las manos en la cabeza, para que no se nos salieran volando al viento. Vi delfines que saltaban quejándose del motor de las lanchas, en un mundo que cada día va más acelerado en perderse un no sé qué. Miré las orillas de lado a lado, al menos había cinco kilómetros entre una y la otra. Había pequeñas plantaciones de camu-camu, un arbusto que produce un fruto cítrico muy potente en vitamina C, autóctono de la zona que en las épocas de lluvia queda sumergido por las aguas, y plantaciones de plátanos y alguna que otra construcción de palma. Es curioso que aún los colonos se empeñen en plantar variedades venidas de Europa en lugares tan ricos justamente en fruta tropical y medicinal. Veía la selva depredada por el teórico desarrollo, el vegetal siempre inmóvil, nacido en la tierra para mostrarse devoto hacia el sol.

Llegamos al puerto de Tamshiyacu. Era invierno, y en esta estación llueve poco, los ríos están bajos. Hay una gran escalera de cemento que en época de lluvias queda cubierta, y los pueblos que están cerca del río se convierten en nuevas Venecias.

Nos indicaron que el centro de Agustín Rivas estaba a una hora de camino dentro de la selva.

En la actualidad, casi todos los pueblos nacidos en las orillas están hechos de cemento con techos de hojalata, que duplican el calor y te hacen sentir en una verdadera sauna. Parece que la gente está más interesada en conseguir cosas materiales que en su propia comodidad. Las construcciones tradicionales de palma eran frescas, más sencillas de construir, pero el valor del progreso determina el absurdo y la ignorancia de estos lugares.

Empezamos a caminar por la selva; los árboles nos protegían del sol, pero en la selva siempre hay novedad. A mitad de camino, empezó a llover. Salí sin tomar precauciones, el día era soleado, pero las nubes se forman rápido en el trópico. Llevaba mi cámara al descubierto y mi pasaporte en el pecho. La lluvia se intensificó y mi preocupación también. En la selva, la gota de agua es de *big size*, y es que se necesita mucha agua para alimentar a tanta vegetación. Empezamos a correr, concentrados en no resbalar, y enseguida los zapatos comenzaron a pesar, mi ropa también, pero había que salvar la cámara y el pasaporte. Por fin, vi el refugio del centro de don Agustín; aún no sabíamos qué íbamos a encontrar, fue imposible contactar con él.

El centro está construido de palma, en la forma tradicional, espacios mágicos de la selva cuidados como jardines. En la entrada, una pasarela de madera que nos lleva a una plataforma semienterrada, en la pared hay esculpidos unos tótems parecidos a los de la isla de Pascua, después me enteré de que fueron esculpidos por el maestro Agustín, que se había inspirado en sus visiones.

Don Agustín estaba sentado en una gran mesa con un grupo de

alemanes, que experimentaban o venían a sanarse con los beneficios teóricos de la medicina amazónica. Por lo general, estaban más de una semana haciendo un retiro en la madre naturaleza, consumiendo alguna de las plantas maestras que les había indicado el maestro para mejorar su salud. Este tipo de retiros en la selva son beneficiosos, uno entra en conexión con la naturaleza, los ritmos cambian, el vegetal está presente, el hombre se tonifica, se reconecta con la paz de estos lugares.

Don Agustín es un hombre de edad, alto y de complexión fuerte; mantiene el porte de artista y mando, tallado a la antigua usanza. Es un hombre realizado en el aprecio de la vida, lleva unas gafas gruesas, pero cuando mira, mira por encima de ellas y llega a las profundidades de tu ser.

Entramos en conversación rápidamente; como hombre social, con cultura mundana, cuenta sus batallas de la vida, tiene una memoria ordenada, con raíces de cómo, cuándo y quién. Le pregunté por su vida y me empezó a contar relatos. Me contó que estuvo con el Che, su época en el tiempo de los caucheros, las tribus, los reductores de cabeza, de cuando fue raptado de joven por una tribu, que le hizo comer carne humana. Sus narraciones eran para escribir una biografía. Todo me parecía una fábula.

«Pero, maestro, ¿cómo conoció al Che?» Me contó que lo conoció en la década de 1960, en Lima, y que lo tuvo en su casa, aún conservaba una boina que le dio. Me dijo que, en ese tiempo, era maestro ebanista y trabajaba en la fabricación de muebles de alta ebanistería. Sus relaciones sociales eran la izquierda política del momento. También me contó que, a los dieciocho años, un buen día salió a cazar por la selva, cerca de Iquitos, y se perdió. Eran tiempos de caucheros y se cazaba a los indios como moscas, uno de los mayores holocaustos poco contados en la historia. Fue el exterminio de más de cuarenta mil indios, pues la selva era tierra de nadie. Fue cazado por una etnia que comía carne humana, y el primer día de su cautiverio le dieron un antebrazo para comer. La tribu quería divertirse con él y, como era un hombre muy corpulento (lo constato), lo hacían luchar con los hombres de la tribu, pero él había hecho boxeo y sabía cómo defenderse. Decidieron no comérselo y llevarlo a las batallas que tenían con otras tribus. En una de ellas, mató al líder de la otra etnia, y esto le dio toda una serie de privilegios en la tribu. Le ofrecieron tener mujeres, y al cabo de un año tenía cinco mujeres que estaban preñadas de él. Sin embargo, en su cabeza estaba la idea de irse, porque ya conocía el lugar donde se encontraba. Un día le dijeron si quería ser el jefe, pero esto implicaba vaciarle un ojo y hacerle pequeñas incisiones en la cara, así que por la noche huyó, y no volvió.

Me hubiera quedado a pasar la noche con ese personaje, escuchándole contar historias fantásticas, poco creíbles, pero que al parecer eran ciertas. Sus manos habían quedado imposibilitadas por un accidente que tuvo al escalar un árbol, pero a los cuarenta y cinco años ya era famoso por su talla como artista. Vivió en Pucallpa, conoció a varios extranjeros que le dieron renombre internacional, pero al tener el accidente en las manos, decidió formarse como curandero con los shipibos.

A veces, hay instantes que solo en un par de horas se pueden condensar y explicar muchas cosas y, si uno está atento en escuchar, se puede extender a otros tiempos. Presentar a don Agustín Rivas es un placer, es un hombre de un tiempo antiguo, que aún resuena en nuestros días, un hombre que ha hecho con una gran labor social, y que goza de gran reconocimiento por su maestría como escultor y por haber cambiado su vida con el compromiso de la sanación al prójimo.

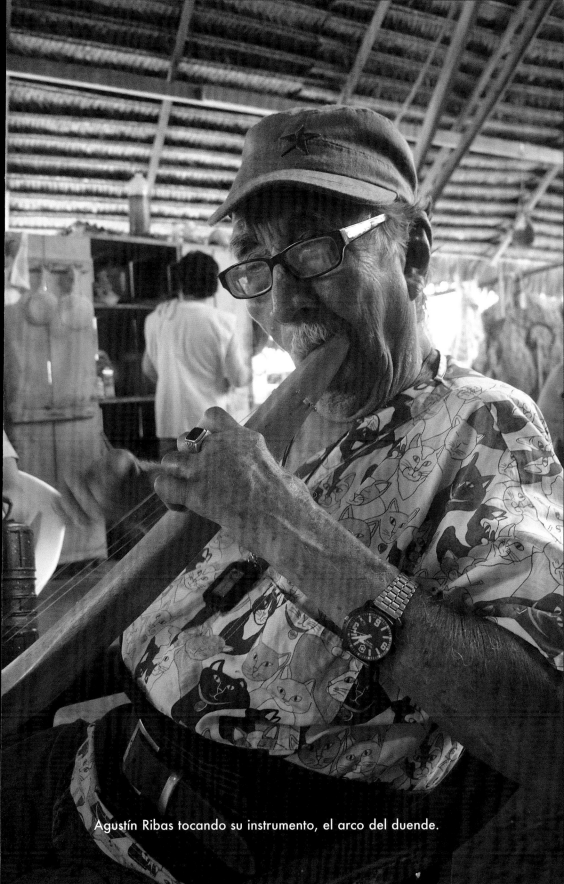
Agustín Ribas tocando su instrumento, el arco del duende.

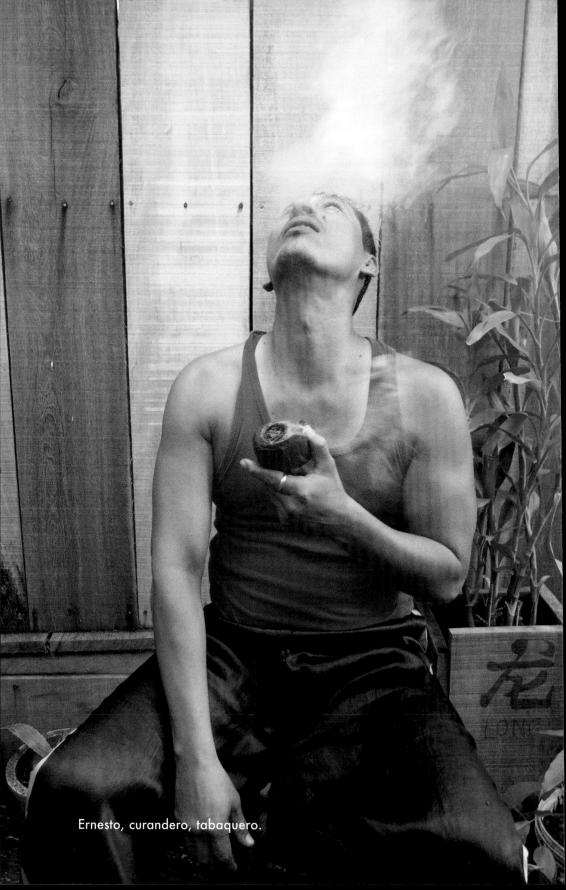

Ernesto, curandero, tabaquero.

• ERNESTO, tabaquero •

Saliendo de Tarapoto, levanto la mirada y veo un cielo de lluvia desde mi motocarro, que vibra bajo mis pies. Voy en dirección a los grandes ríos, agua en el cielo, agua en la tierra. Llego a la estación de autobuses, de donde salen los autos hacia Yurimaguas. Una persona, un asiento; dos personas, un asiento; tres personas, un asiento…, hasta que en el auto no cabe ni un alfiler. No salimos. La gente de la selva es conversadora y curiosa con los extranjeros, me comentan que tardaré unos tres días en llegar a Iquitos desde Yurimaguas. Cuando viajo por la selva, sabes cuándo sales, pero nunca cuándo llegas. Es un misterio y es la aventura de cada uno.

Cuatro horas para llegar a Yurimaguas. El Alto Amazonas, trazando la cordillera azul, diviso cascadas de agua en medio de la vegetación exuberante, la fuerza y la presencia de la montaña. Avanzamos por un buen asfalto, que es la única vía para poder expoliar los tesoros de la selva. Camiones cargados de madera hasta el último recoveco, camiones cisterna llenos de petróleo, pasan a nuestro lado.

Yurimaguas, ciudad de nuevo colono, casas de lata, basura, calles sin asfaltar, terrenos deforestados. Unir la mano del hombre con la mano de la naturaleza es totalmente antagónico en lo que se refiere a belleza. El caos me inunda la mirada.

Un puerto de arcilla, en el que reina la basura china plastificada. Mi presencia extranjera agudiza la mirada del cazador de turistas. La arcilla de las laderas del río es pegajosa como un chicle y mis zapatos quedan atrapados en ella.

El río Huallaga baña la ciudad. En el puerto diviso los barcos anclados. Son como titanes de hierro fundido, moles de óxido carcomido por la humedad. Con el tiempo, han cogido personalidad propia, parecen los barcos del Misisipí de la época de Fitzcarraldo.

Mientras mis piernas están clavadas en el barro, se me acerca un curioso que busca algún sol (moneda peruana) y aprovecho para preguntarle si hoy sale algún barco en dirección a Iquitos. Me dice que no hay ninguno en el día de hoy, que solo salen cuando están llenos de pasajeros. Me comenta que existe uno, que viaja en el mismo día, pero que no admite pasajeros porque transporta mercadería animal: cerdos, gallinas y un millón de huevos. Viendo la perspectiva de quedarme unos días en una ciudad de cuatreros, pregunto si hay alguna posibilidad de que me acepten como polizón.

En estos lugares, todo es posible con un poco de dinero en el bolsillo. Hablo con el capitán, un hombre pequeño, de cabeza redonda y con vista de cocodrilo, un amazónico. Me dice que puedo subir si no nos ven las autoridades. Para viajar en estos barcos hay que llevarse la propia cama. He ido a comprar una hamaca en el mercado de Yurimaguas, con mi nuevo taxista motocarrista, que también me sirve de guía. Al volver al puerto, el *Ninfa* ya ha zarpado, pero nos espera una lancha que nos llevará al barco para que podamos eludir a las autoridades. El que conduce la lancha es un chaval joven de fortaleza amazónica, con ojos achinados, como si siempre estuviera en velocidad. En el último momento, aparece una pareja con una niña de tres años que están viajando a la aventura. La lancha sale disparada, por suerte tengo todas mis cosas bien agarradas, ya que, si no, saldrían volando. Al cabo de tres kilómetros, divisamos el barco que sigue curso hacia Iquitos. Sin embargo, el problema está en cómo vamos a subir. Me da la sensación de que somos como los de Greenpeace cuando intentan subirse a bordo de un barco. Mientras tanto, el agua va golpeando la lancha y a veces mi cara, con lo cual cada vez estoy más mojado. Mi instinto es proteger a la niña de tres años, para que no se caiga al agua, golpe de lata a lata, hasta que logramos subir al *Ninfa*.

En el barco hay por lo menos cien cerdos y el olor es insoportable; en la planta de arriba hay como mínimo mil gallinas enjauladas, con un hedor peor que el de los cerdos, así que son dos frentes, uno para cada orificio de la nariz.

La tripulación es toda gente de otra época, y en sus ojos se puede leer lo que han visto pasar en la vida, siempre sumisos a su realidad cotidiana. Después de todo el revuelo, me han enseñado un camarote y no me lo he pensado dos veces, lo he cogido. Casi es el único lugar donde no se siente tanto el olor a cerdo y a gallina.

La corriente nos desliza por la gran serpiente amazónica, y entre curva y curva percibo los olores a tierra mojada, verde y más verde, los grandes ríos míticos llenos de misterio: Ucayali, Marañón, Amazonas.

Si no fuera porque sé dónde estoy, pensaría que esto es un mundo aparte. Hace un momento, conversaba con una persona que nunca ha visto un mapa.

Los pocos pasajeros que hay llevan mucha prisa; es curioso, no sé por qué, si de un barco no se puede salir. Un movimiento constante, la noche estrellada y la inmensidad, sale el sol y aparece el cielo celeste.

Río abajo, navegamos por Ucayali; desembocaremos en el Marañón, ríos llenos de historias. Cuando la gente no sabe adónde ir, es más fácil la comunicación, cada uno cuenta sus historias, mi mente occidental ha desaparecido. Comparto el momento, agua y más agua, vamos navegando Marañón abajo, con alguna parada de los desesperados, la gente va buscando trabajo. Pasamos por los lugares donde se extrae petróleo; son lugares inhóspitos como naves espaciales, que han aterrizado en sitios que no les pertenecen, vampirizando las entrañas de la selva.

Con mis nuevos amigos, hablamos del progreso de esa destrucción masiva de la biodiversidad de la selva, del cultivo social transgénico. Todo tan evidente que todo el mundo lo entiende, pero nadie pone fin a nada. El dogma del miedo creado por las clases de poder está esparcido en todo el planeta: lo ajeno no me incumbe.

Posiblemente, si pasaran unos días más, se me quedaría cara de pollo, pues en el menú siempre hay fideos con pollo, arroz con pollo, etc.

La noche cae, millones de estrellas aparecen, tengo la sensación de ir al fin del mundo. El barco se convierte en mi casa, no existe nada más que esta realidad. Me invade una sensación de paz.

A las dos de la madrugada, hemos atracado en Nauta. En el cascarón de hierro, los ruidos de chapa abollada resuenan en mi cabeza, ¡clonc!, ¡clonc!, rompiendo mi sueño. Medio sonámbulo, saco la cabeza por la borda, la noche es fantasmagórica. Entre la penumbra de las linternas, diviso una pasarela de madera apoyada entre la proa del buque y la tierra firme. Hay hombres que están descargando mercancías, unos fardos más grandes que sus cuerpos, por eso deduzco que el hombre puede cargar más que una hormiga. Me vuelvo a dormir, con los sueños de la Amazonía.

Empieza a clarear y, para mi sorpresa, el río se ha hecho el doble de ancho, pues hemos llegado al gran Amazonas. La verdad es que es un espectáculo único. La cantidad de agua que puede llevar un río… Tres kilómetros de agua de lado a lado, millones de millones de gotas del cielo hacen un río, cada rocío, cada gota forma parte del todo. Nuestra embarcación de hierro se ha hecho pequeña en medio de esta inmensidad. Tengo la sensación de estar flotando como un barquito de papel. El río va dibujando con sus remolinos de agua caras que le muestra al cielo.

Hablo con Rubén (encargado logístico del *Ninfa*) de la vida. Un nuevo amigo, una bellísima persona, con una dulzura que hacía tiempo que no veía en un hombre. Me habla de los misterios de la Amazonía, de la época del caucho, de sus padres, de la familia, y con voz suave me susurra al oído: «¿Por qué no te vienes a vivir aquí? Es un buen lugar». ¡Ay, la Amazonía! ¡Cómo me atrae! Me siento en casa, no hay que hacer grandes cosas, las cosas grandes ya están hechas por la naturaleza, simplemente hay que observar cómo sigue la vida.

Estamos llegando a Iquitos. Me dicen que antes se entraba por el río Itaya, pero que el Amazonas fue desviado y ahora se entra por un afluente.

El puerto de Iquitos es inmenso, más barcos de chatarra oxidada, que flotan en agua de color chocolate. Me comentan que continúan talando árboles más que nunca. El pulmón está tocado de muerte, pero continúa la incoherencia de nuestra humanidad.

Los muelles de la selva siempre son de fango, con capas y capas de plástico; es el nuevo extracto de la tierra. Un día, los arqueólogos encontrarán toda la chatarra del mundo absurdo, una cultura que nada más busca su pequeño espacio de identidad en un planeta que de por sí ya es un vergel.

Me están esperando Rafael y una amiga israelí que no conozco, pero rápidamente hacemos amistad. Rafael es de Valencia y se parece a Manolito de Mafalda. Tiene un corazón de oro, es de esa gente que te hace sentir cómodo a su lado. Lleva como tres años en Iquitos y un año haciendo dietas con Ernesto, buscando su propia sanación. La israelí parece una modelo; flaca como una libélula, me comenta que lleva también un año en casa de Ernesto dietando, después entendí su flacura.

Mientras vamos en el vehículo nacional, veo una ciudad diferente. Iquitos es diferente a todas las ciudades selváticas en las que he estado, es una isla. Viven más de medio millón de personas, es la Nueva York de la Amazonía. Me da la impresión de que es una ciudad más organizada, ya que las calles no son tan estrechas.

Con un motocarro, llegamos a la casa de Ernesto, curandero tabaquero. Está en un barrio un poco alejado del centro. La entrada de su casa es totalmente *kitsch*, una mezcla oriental, tipo restaurante chino, con un alicatado de multicolores. No es un lugar muy atractivo que digamos, pocos vendrían a hacerse una cura con este *look*. Tengo la sensación de que ya me esperaban y de que me quedaré unos días. La verdad es que no lo tengo muy claro, pero espero a ver hacia dónde va el viento.

La israelí me ha propuesto acompañarla a hacer unas compras al mercado. Aunque estoy cansado, acepto, pero le explico que dos días en barco y no haber dormido mucho, más el calor y la humedad… Vamos al centro hacia la plaza de Armas, está lleno de edificios coloniales, se ve el esplendor de la época cauchera, aún se pueden ver algunas etnias con sus trajes locales. Nos sumergimos en el mercado de Belén, que es la parte vieja de la ciudad, en el pasaje Paquito. Entramos en el mundo de la farmacopea amazónica: lagartos, pescado, gusanos…; cosas que no he visto en otros mercados del mundo. La zona de los herbolarios es realmente increíble, me imagino entrando en una farmacia y que me den algo para bendecir mi casa o para protegerme de las envidias. Paramos en la zona de los que manufacturan el tabaco, hacen unos puros de papel extralargos.

El calor y el cansancio me devuelven a la casa de Ernesto. Todavía no conozco a Ernesto, tabaquero, parece ser que es un personaje ocupado.

Hacia las seis de la tarde, es mi primer encuentro con Ernesto, un hombre fornido de unos cuarenta años, emana como una luz blanca en su interior, parecida a la de los iluminados. Su voz coincide con la de los hombres corpulentos, ha sido campeón de kung-fu en Perú. Es un hombre adiestrado por el tabaco, me da la impresión de que el humo lo cubre con un manto blanco. Dice que pase a su consulta, en la que recibe a las visitas. Viene gente de todo tipo, hasta niños con diferentes clases de enfermedades.

La consulta está justo delante de la entrada, hay como una especie de cuartito en el que en alguna otra casa guardarían las escobas, pero que aquí es un cuarto oscuro, donde hay todo tipo de perfumes y remedios, que nunca podré saber exactamente qué llevan.

Ernesto está sentado en un taburete, me ubico enfrente. Enciende un cigarro y se lo pone en la boca, y simultáneamente va moviendo la cabeza con los ojos cerrados, entre la oscuridad y la luz tenue, parece una de aquellas máscaras azabaches parecidas a las del Congo. Mientras le voy explicando los motivos de por qué estoy en su presencia, su energía me recuerda a la de los santeros, una conexión cristalina llega a mí. Entonces me dice que le dé las manos, coge mi pulso y me esparce todo el humo de su puro. Es como entrar en una nube, siento un ligero cosquilleo en el cuerpo. Luego, en la oscuridad, me da su diagnóstico. Quedo tan maravillado de las cosas que me dice, todo resuena en mi interior, es como si hubiera hecho un escáner de mi esencia, por eso accedí a darle mi confianza. Le pregunto qué tengo que hacer para reequilibrar las cosas que resonaron en el diagnóstico. Me comenta que tengo que estar siete días encerrado en un cuarto de diez metros, mientras él me va dando su medicina. Así que me quedo siete días encerrado en una habitación, en la trastienda de su casa, bebiendo una especie de brebaje que sabe a rayos; más que rayos, ¡son centellas! Cada vez que voy ingiriendo esa pócima mi cuerpo actúa como el doctor Frankenstein, pero la locura del aventurero y el querer ir más allá de toda compresión me hacen continuar siete noches viendo el infierno, para después tocar los pies del divino. Ha sido una de las dietas más potentes y reveladoras que he tenido en mi vida.

He conocido a varios extranjeros que estaban estudiando con el maestro. Me siento afortunado de haber estado presente en uno de los inicios de la escuela de curanderos amazónicos, uno de los secretos más bien guardados de la humanidad. Curiosamente, la mayoría eran mujeres extranjeras de todo el planeta, habían venido a aprender esta sabiduría ancestral que está transmitiendo el maestro Ernesto. Le pregunté al maestro Ernesto cómo es que la mayoría son extranjeros, y me respondió que, actualmente, la gente de Perú está con otros intereses, buscando obtener cosas materiales.

Presentar a don Ernesto es un placer, pues es un hombre hecho en el azar. Amalgama virtuosa del presente, de cuna humilde, que ha sabido fusionar y dar forma a una globalidad del pasado, no muy lejano para devolverla al presente. Fue adiestrado en las artes marciales, de las que sacó parte de su pátina taoísta, más tarde fue aleccionado por curanderos dentro del sincretismo chamánico de la zona, fusionando la religión cristiana como palabra. De todo eso, ha surgido un curandero de altos vuelos, que, en los tiempos que vivimos, está dando a muchos extranjeros la esperanza de convertirse en conocedores de los secretos chamánicos, para obtener ciertos poderes que anhelan muchos. Hombre empático, rápido como un rayo, duro como una roca, virtuoso de gran integridad, con la sabiduría del que está conectado con lo invisible. Para él, como para otros pocos en el mundo de los curanderos, sanar es un compromiso hacia la consciencia de la vida.

Entrevista a Ernesto

¿De dónde eres, Ernesto?

• Yo soy del río Tigre. He nacido en la tierra donde se encuentran todos los colores del mundo: en Colombia, en la frontera con Ecuador, allí he nacido yo.

¿De dónde te viene ser curandero?

• Mis abuelos sabían curar, pero cuando yo nací, la planta ya estaba en mí. Cuando era un niño, quería ser ingeniero químico para fabricar la bomba atómica, pero a los doce años el diablo se me presentó en la selva con una luz. Me dijo que me daría todas las riquezas del mundo si le hacía caso, aunque yo notaba una presión muy fuerte, me resistía a su presencia y le dije: «Si tú eres Dios, haz que me arrodille». Tenía una capa fina y brillante, cada vez que la movía mi energía estaba más débil, así y todo, no sé cómo le murmuré: «Dios está en mí».

De repente, se transformó en varios hombres y animales, seres diabólicos, y sentí que me iba a morir, pero antes de perder la consciencia vino una luz muy tenue, que llegó hasta mí y me mostró los principios de la creación. Se apareció el verdadero Jesucristo y me dijo: «Tú aprenderás a curar y ayudarás a mucha gente». Cuando Dios te habla, habla poco. A partir de ese momento, de noche, durante la niñez, se me abría el mundo, porque venían a visitarme tres ángeles, que eran mis ancestros en el mundo espiritual. Dios no tiene nombre, toda palabra buena es Dios. En esas visiones, tuve claro que todos venimos del mismo lugar: el reino de los cielos.

¿Cómo entraste en el mundo de las plantas?

• En la selva, todo se curaba por las plantas o por tradición. Mis abuelos me daban medicina, pero yo he hecho mi trabajo empírico, para conocer en profundidad.

Tú eres tabaquero. ¿Cómo se trabaja con el tabaco?

• El tabaco es la planta reina en el mundo de los espíritus; cura la sinusitis, los bronquios, los resfriados, el bajo vientre, la gota, el reumatismo; es un protector de la piel. Sin embargo, la industria ha satanizado el tabaco.

¿De dónde crees que viene la enfermedad?

• Todas las enfermedades vienen del mundo espiritual.

¿Fuiste campeón de kung-fu?

• Sí, fui campeón nacional. Tuve un maestro chino muy bueno que trabajaba para una compañía maderera, coincidimos y decidió enseñarme. Allí aprendí la disciplina, fue como en la película de *Karate Kid*.

Tienes una consulta en tu casa, ¿qué enfermedades estás tratando?

• Las enfermedades son variadas, vienen muchos niños, por diarreas o por mala nutrición.

¿Has creado una escuela?

• El trabajo que estoy haciendo está prohibido en el mundo espiritual, porque muchos maestros eran y son curanderos de su pueblo. Sin embargo, yo he pensado que era necesario trasmitir este conocimiento. Los peruanos no quieren, pues en la actualidad están por otras cosas, pero los gringos vienen fuertes y quieren aprender.

Si alguien quiere venir a aprender, ¿qué ha de hacer?

• La gente viene porque son elegidos, yo no utilizo ni publicidad, ni Internet; vienen solos.

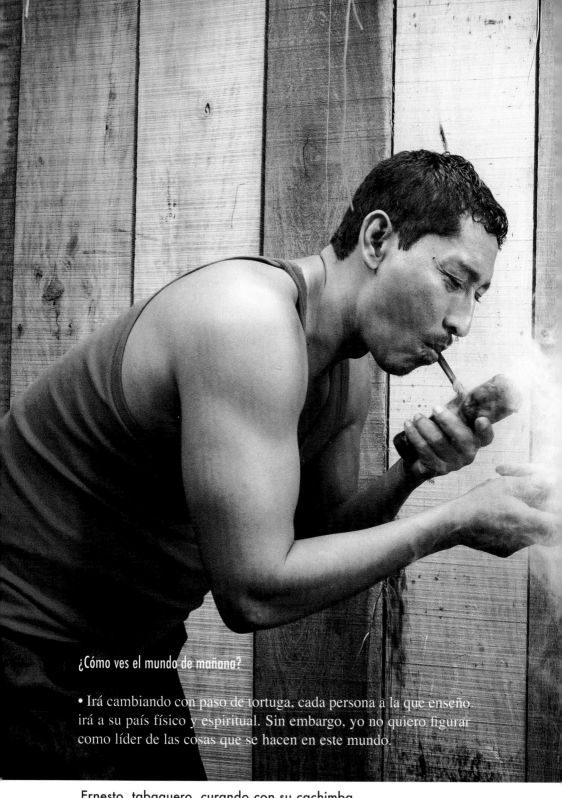

¿Cómo ves el mundo de mañana?

• Irá cambiando con paso de tortuga, cada persona a la que enseño irá a su país físico y espiritual. Sin embargo, yo no quiero figurar como líder de las cosas que se hacen en este mundo.

Ernesto, tabaquero, curando con su cachimba.

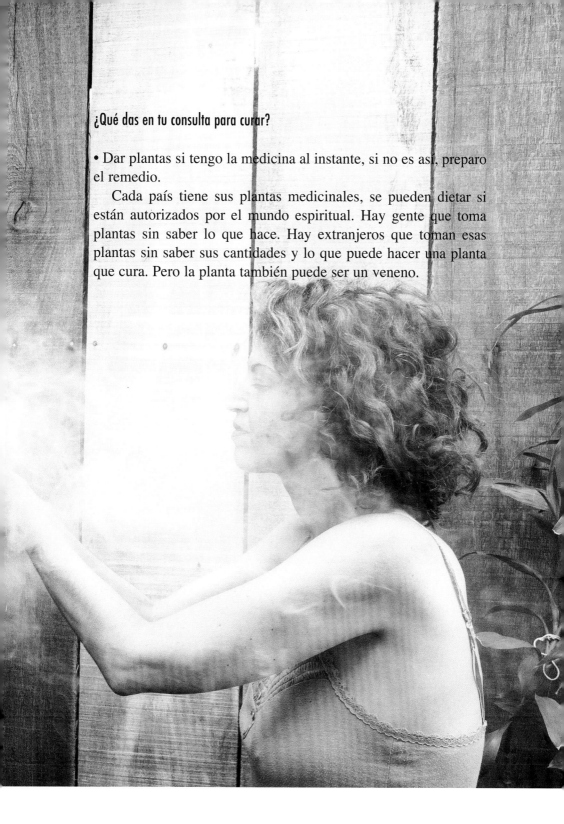

¿Qué das en tu consulta para curar?

• Dar plantas si tengo la medicina al instante, si no es así, preparo el remedio.

Cada país tiene sus plantas medicinales, se pueden dietar si están autorizados por el mundo espiritual. Hay gente que toma plantas sin saber lo que hace. Hay extranjeros que toman esas plantas sin saber sus cantidades y lo que puede hacer una planta que cura. Pero la planta también puede ser un veneno.

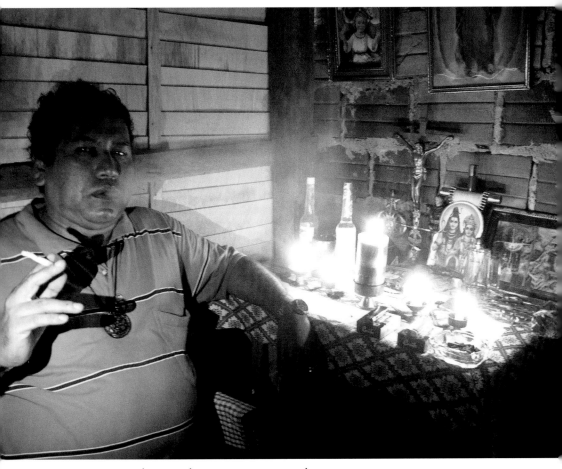

Javier Dasilva, ayahuasquero y curandero.

• JAVIER DE SILVA, ayahuasquero •

En mi silencio resuena una canción: «De la tierra, del agua, del aire, del fuego, boa negrita, son tus sanaciones, boa negrita, de la tierra como en el agua son tus sanaciones, boa negrita». Me hablaron de un curandero que cura orando, orando a la tierra, orando a los vientos, orando al fuego y al agua, orando a los cielos.

Los cielos de Iquitos son robustos y las lluvias se forman rápidamente. Cualquier tarde, en un lugar elevado, puedes ver con la imaginación que las nubes forman todos los animales de la selva.

Ese día me acompañaba mi amigo Juan Maldonado, un hombre de sabiduría selvática, conocedor del unidiverso. El mundo de los que ven lo invisible, ayahuasqueros, maleros, paleros, camalongueros, espiritistas, perfumeros, tabaqueros, piedreros, sobadores. Una fauna extensa dedicada al compromiso de la sanación y a los secretos mágicos del arte de sanar.

Maldonado es un personaje sensible, poeta, tarotista, curioso, guía de las profundidades de la Amazonía, con la gran virtud de vivir el presente, cosa cada vez más difícil de encontrar entre la gente de hoy. Los registros de vivir al día crean situaciones como la que contaré aquí. Habíamos ido a ver a un piedrero que conocía Maldonado, un curandero de los que utilizan piedras encantadas para curar. Según dicen, sirven para encontrar el equilibrio perfecto entre lo corporal y lo espiritual, las piedras calientes sirven para combatir las fobias, la depresión, los problemas de autoestima, los miedos, las inseguridades, fomentan la creatividad, aumentan el poder perceptivo, regulan. Es una técnica muy reconocida en la medicina oriental.

Una bocanada de nitrógeno de carbono y los temblores del motocarro nos llevaron a la dirección del piedrero, pero llegamos tarde: hacía dos años que había muerto, más que piedrero se había vuelto espiritista.

Para Maldonado, el día a día es lo que no ves, pues existe en una memoria. No hay pérdida de un pasado, porque no existe, ni un anhelo hacia un futuro, todo transcurre en un mismo instante.

Ese presente, tan presente, hacía que me sintiese muy cómodo con Juan. Fuimos a comer a uno de los varios minipuertos que tiene la ciudad de Iquitos. Cada puerto es un punto de partida hacia lugares desconocidos a los que te llevará la corriente. Son jolgorios de comida: pescado, lagartos, serpientes cocidas en el carbón. El suri retorciéndose en las parrillas, un gusano que se reproduce en el tallo de los árboles del aguaje (un tipo de palmera datilera), constituye uno de los platillos más exóticos de la selva amazónica. Lo hacen a la barbacoa, su textura es crujiente y tiene un sabor muy parecido al de la almendra, aunque los sabores de la selva tienen identidad propia. Desde ese puerto donde me encontraba, salían lanchas para ir a ver a la comunidad de los boras, una tribu domesticada que hizo negocio con el turismo mostrando sus tradiciones ancestrales.

La visita a los boras tiene un cierto encanto, ya que el paseo en lancha siempre te refresca del calor en tierra, y los caminitos de agua de la selva serpentean hacia la comunidad. Aunque sea un parque turístico, para el visitante la novedad siempre es excitante, auténtica, a pesar de que sabes que lo que vas a encontrar es una actividad turística.

La madera de mi lancha, el golpe a tierra, el barro me indicaron que habíamos llegado. Alcé la vista, y vi a un hombre esperando con faldas de corteza de árbol de llanchama, mujeres enseñando los pechos, muchas de ellas con una gran belleza selvática. Ahora puedo entender el instinto de esos primeros españoles que no volvieron nunca. Danzas de bienvenida, collares en el cuello, sonrisas para vaciarte algún sol por la compra de alguna artesanía. En ese instante, te das cuenta de que, cuando caminas por la ciudad de Iquitos, una gran parte de la población son indígenas disfrazados con camisetas manufacturadas para la publicidad de varios equipos de fútbol: las del Barcelona son las que más abundan, también las de las campañas de muchos políticos que seguramente ya están encerrados por corruptos.

Mientras hincaba el diente en el suri, me sirvieron de segundo plato un trozo de pata de lagarto negro que tenía sabor a pollo. Pregunté si había criaderos, pero me comentaron que son animales que da la selva, ya que en estos lugares la caza da de comer a una gran población. Lonas multicolores revoloteaban con el sol ardiente que traspasaba la atmósfera como si fuera un invernadero. La brisa, siempre escasa, solo se sentía por el movimiento de una lancha. Cuando cerré las compuertas de mis oídos, vi que cada individuo representaba su papel, en sus movimientos se reconocía que hacía décadas que repetía el mismo rol, parece que lo único que ha cambiado es el plástico y sus vestimentas.

Por fin, llegamos a la vivienda de don Javier de Silva. Su casa me recordaba a las casas cubanas, en las que se vive tanto dentro como fuera, en la calle. Una estantería con figuritas de otra época, pero ningún libro. Nos sentamos uno frente a otro, y le conté mi proyecto. Enseguida De Silva empezó como una ametralladora a contarme la visión del mundo mágico que ha vivido. Su voz era imperiosa, casi avasalladora, por sus rotundas aseveraciones, era como si intentara que sus palabras traspasaran una frontera más allá de mis oídos. Reconocía en él la fortaleza del ayahuasquero, adiestrado por las plantas. El ojo del huracán, su voz y sus palabras están para entretener o confundir tu mente, mientras revisan lo que en verdad es importante: quién eres tú. Después de una hora de estar hablando, le dije: «Maestro, usted es un dragón». Me sonrió con cierta complicidad y me respondió: «Sí, exactamente, soy lo que tú ves».

Por la tarde, seguí sintiendo curiosidad por este personaje, y me invitó a ver cómo operaba con sus oraciones. La sala de espera estaba repleta de gente que buscaba su sanación. Con un suelo de tierra, el consultorio era una pequeña habitación hecha de madera, adornada con estampitas de santos, y apóstoles, o iluminados de diferentes religiones: Shiva, Buda, Jesucristo, Jehová. Había una silla frente al maestro para que se sentara el paciente. El individuo que entró era un personaje esmirriado, de mediana altura; por su cara parecía que a menudo había visto al demonio. El maestro De Silva empezó a cantar sonajeando con la palma: «Boa negrita, boa negrita, allí donde estás tú, estoy yo». Un hormigueo entró por debajo de mis pies, como si de la tierra saliera una energía reconocida por la emoción. La melodía era penetrante, tan penetrante, que podía ver a los personajes demoníacos que salían del paciente, como si fuera una radiografía. El maestro entraba en una especie de trance, el bisturí de su voz operaba y yo intentaba entender lo

Puerto Iquitos, orillas del río Nanay.

que no se puede entender. Como soy un congelador de momentos, ese instante es en el que yo creo. Terminó el ícaro y le dijo con su diagnóstico lapidario: «Estás bien, han intentado otra vez invadirte con el mal, pero aquí estoy yo para defenderte. Esos señores que te quieren mal han perdido fuerza, vas a encontrarte mejor». Y con una bocanada de tabaco hizo desaparecer las imágenes creadas en su ícaro, tal como el hipnotizador te hace despertar del sueño.

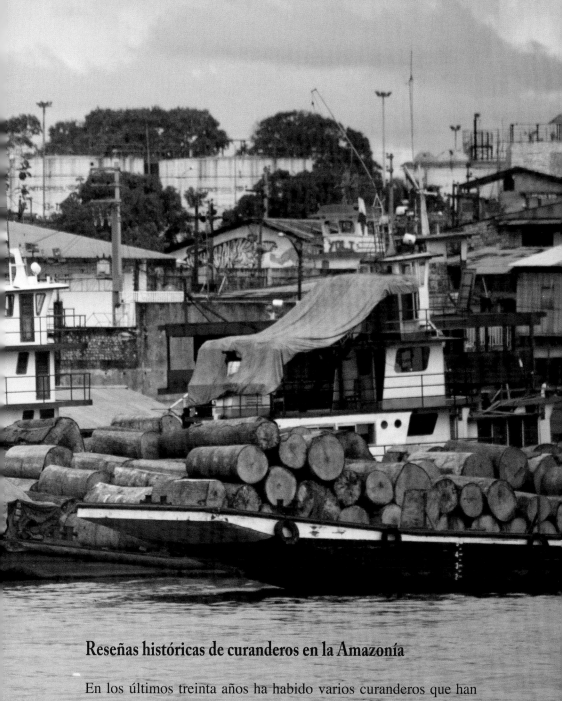

Reseñas históricas de curanderos en la Amazonía

En los últimos treinta años ha habido varios curanderos que han destacado por sus aportaciones a la medicina tradicional amazónica, tanto en arte como en curanderismo. En mi opinión, hay dos referentes muy importantes por su popularidad, aunque, por supuesto, hay muchos más.

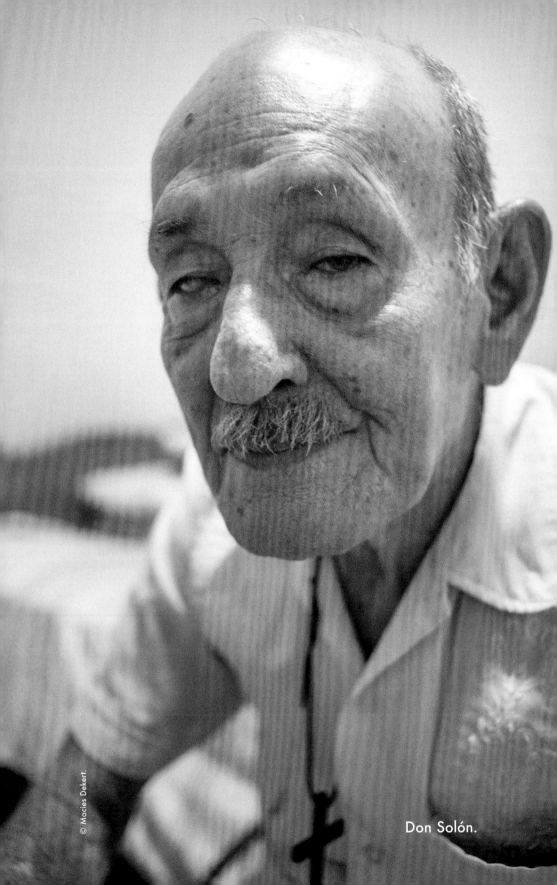

Don Solón.

• DON SOLÓN •

Nació en Nauta, Perú, el 16 de noviembre de 1918. Durante más de sesenta años se dedicó a las plantas medicinales, especialmente a la ayahuasca. Su reconocida y buena práctica médica le llevó a ser convocado innumerables veces por el centro de salud Takiwasi, así como en diversas ocasiones dentro y fuera de Perú, para tratar a pacientes con ayahuasca y otras plantas maestras.

Don Solón expresó:*

«Yo aprendí esto porque tenía un maestro que sabía mucho, Daniel Soplin. Caí enfermo o me hicieron daño en una pierna, y él, en Iquitos, me curaba, me calmaba, pero me duraba dos o tres días y luego, nuevamente, caía enfermo. Así que un día me dijo: "Solón por qué no vamos a la chacra para que dietes ocho días". Así que me fui con él y en dos días llegamos al destino. Al tercer día cocinó lo que él llamó "su purga" (ayahuasca) y la tomamos. Tuvimos una sesión muy buena. Luego me llamó para hacerme una curación y en esos momentos me dijo: "Solón, ¿qué le hacemos al brujo que te hizo este mal?". Me dijo su nombre y apellido. Yo conocía a ese hombre. Entonces el maestro, mientras me curaba, me dijo: "¿Qué le hacemos al brujo?". Y yo le contesté: "No hay que hacerle nada, maestro, porque si lo hace usted va a manchar su alma y si lo hago yo mancharé la mía. Yo quiero que me cure, pero no para hacer daño a nadie. El que le va a juzgar es Dios, nadie más". Esa misma noche me dijo: "Mira, Solón, tú tienes para aprender, yo te voy a enseñar, te voy a dar todas mis cosas, y llegarás a ser otro hombre". Desde ese momento, empecé a tomar estas cosas en serio. Dieté conforme a lo que él me dijo, tomando chiric sanango. Entonces, a los tres meses volvió a invitarme a la chacra para darme otro vegetal. Esa vez me convidó con el chuchuwasi. También le dieté conforme me había indicado y un poco más poniendo de mi parte. Después, pasado un tiempo, me dijo:

* Extracto de la entrevista realizada por Jaime Torres Romero.

"Solón, ¿quieres ir a la chacra otra vez a dietar otro palito?". Allí dieté ajo sacha, seguí las indicaciones según lo que me había dicho y, poniendo de mi parte, dieté también la dieta de sexo. Pasado el tiempo me dijo: "¿Y, Solón, qué tal la dieta?". Le dije que seguía dietando. Se alegró mucho y con un abrazo me dijo: "Tú sí quieres aprender". Un poco después, empecé a dietar chullachaqui caspi. Cuando habían pasado varios meses después de la última dieta, me dijo: "Solón, en junio nos vamos otra vez a la chacra, te voy a mostrar todas las plantas que hay". Pero los primeros días de junio, Soplín cayó gravemente enfermo y ya no se levantó el hombre, hasta que murió. De este modo, terminó mi carrera de aprendizaje con él, pero me dejó con cierta enseñanza. Pues me dijo: "De aquí vas tomando tu ayahuasca, vas levantándote y, cuando ya te sientas capaz, vas a empezar a curar criaturas por un año; si las sanas, ya estás listo, y puedes empezar a curar enfermedades como la brujería". Él me enseñó cómo se cura la brujería, me dio todas sus normas, como un maestro, y yo las he seguido siempre. Y así fue que cada vez que hacía un trabajo, salía bien. Entonces, me comprometí cada vez más, pues atiendo gente con dolores y males, y siempre los curo, incluso, he curado a alcohólicos. Hasta una vez vino un joven al que le habían dañado el miembro, y le curé durante un mes y quedó muy bien.»

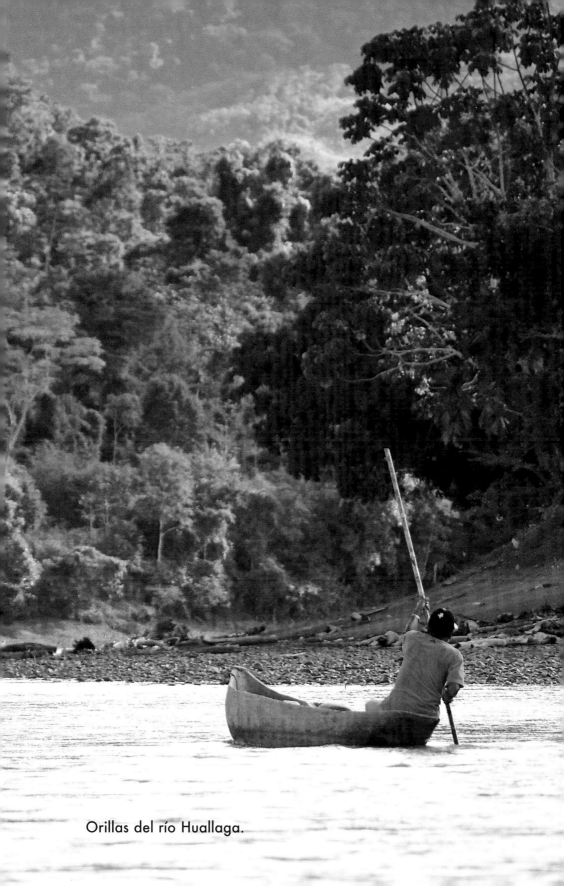

Orillas del río Huallaga.

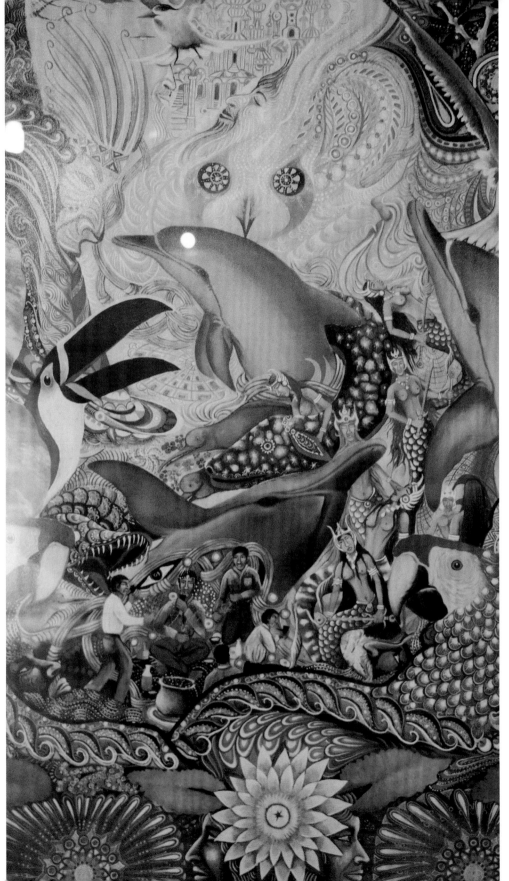

Pablo César Amaringo Shuña.

• PABLO CÉSAR AMARINGO SHUÑA •

Es otro de los grandes referentes por su aportación al arte imaginario y como curandero. Nació en Ucayali en 1938 y murió el 16 de noviembre de 2009. Fue un famoso pintor peruano de origen indígena, muy reconocido internacionalmente por la visión que muestra en sus obras artísticas más conocidas. Fundó la escuela Usko-Ayar, dedicada al aprendizaje artístico, que muestra la alucinatoria realidad selvática.

*Entrevista a Pablo César Amaringo Shuña**

En esta entrevista, acepta que desciende de una reconocida tradición de chamanes y curanderos.

¿A qué edad aceptó el llamado de la liana de los espíritus, la ayahuasca?

• Mi abuelito y todos mis tíos por parte de mi mamá eran chamanes. En esos días, yo creía que los chamanes eran unos charlatanes y que engañaban a la gente. Eso fue hasta un día en que mi hermana se estaba muriendo por una hepatitis. La llevamos a una señora que practicaba el chamanismo. Ella se sirvió de la ayahuasca para curar a mi hermana, que ya estaba agonizando. En dos horas, mi hermana se levantó, pero fue solamente con ícaros (cantos), pues no le dio a beber nada. Francamente, esto me hizo reflexionar, porque a los veintinueve años yo había tenido mi primera experiencia. Fue porque sufría del corazón, y para curarme, tomé con mi papá y otro señor. Una sola toma bastó para que nunca más me doliera el corazón. Al término de la sesión, me dijeron que me habían colocado una gorra blanca para mi defensa.

Cuando la señora estaba curando a mi hermana, me preguntó si antes había tomado ayahuasca. Le respondí que no, porque yo no creía todavía, pero ella me dijo que veía una gorra blanca en mi

*   Extracto de la entrevista realizada por Fernando Panesso.

cabeza. Todo estaba destinado a que yo fuera un chamán. Cuando estaba curando a mi hermana, la señora me dio un poquito de ayahuasca. En el momento en que veo a mi hermana levantarse, empiezo a descubrir lo espiritual. Parece que toda la sabiduría de la señora se vino hacia mí y ya no me ha costado nada, pues solo he tenido que creer en todas las cosas que veía.

Me he dado cuenta de una realidad de cosas extraordinarias, pero para lograrlo uno tiene que purificar el corazón, la mente y el espíritu, si no, no puede curar. Sin embargo, yo abandoné completamente estas prácticas hace treinta y ocho años. Yo era muy fuerte y ofendía constantemente a los hechiceros, porque ellos hacían sus maleficios y la gente venía y yo los curaba, de tal manera que cuando lograron atacarme, casi me matan. El que me sanó me recomendó que hiciera lo mismo, pero yo no quise, así que he optado por retirarme.

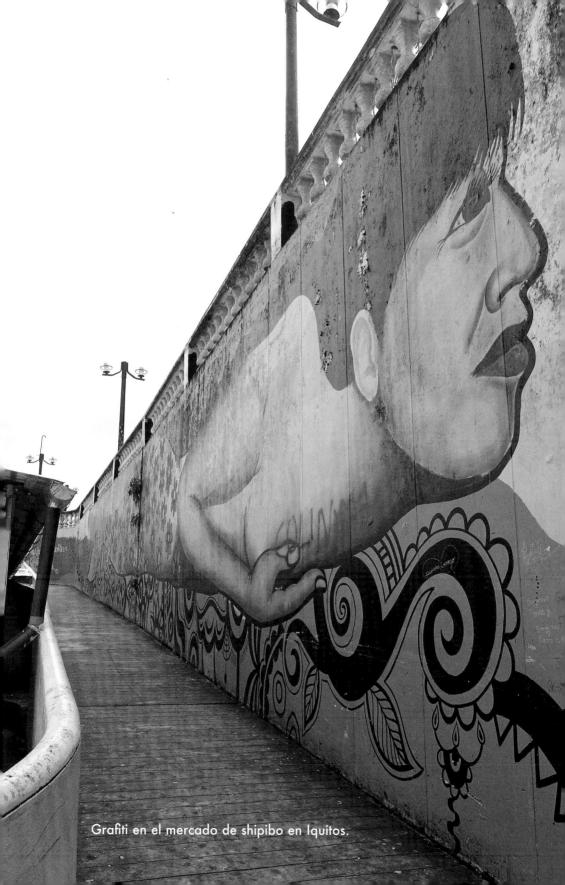

Grafiti en el mercado de shipibo en Iquitos.

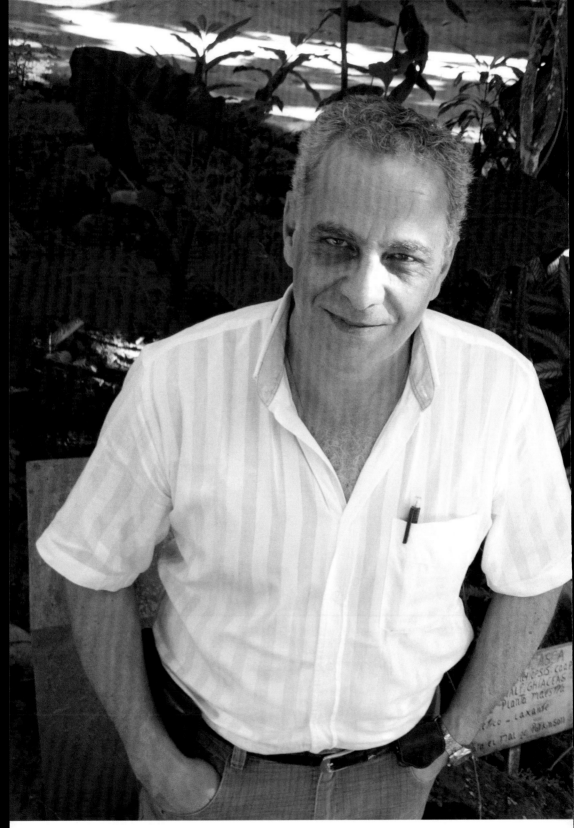

Jacques Mabit, médico francés, en Takiwasi.

Neochamanismo

• JACQUES MABIT TAKIWASI •

La entrevista del doctor Jacques Mabit fue de las primeras que tuve en este largo e interminable recorrido por el mundo de la medicina ancestral amazónica, para empezar a entender lo que significa traspasar la puerta de las experiencias transpersonales, que destruyen los supuestos fundamentales de la ciencia materialista y del punto de vista mecanicista del mundo, como apunta Stanislav Grof. En el momento de la entrevista aún no había pasado esa puerta. Mis interrogantes eran tantos que traté de preguntar lo esencial, como un neófito ante lo desconocido.

He considerado necesario presentar al doctor Jacques Mabit, porque, después de todos estos años de haber conocido a muchos personajes relacionados con la medicina ancestral, lo considero algo así como el padre de la explosión mediática del chamanismo amazónico. De hecho, ha sido un visionario, un descubridor y promotor de los muchos curanderos que han pasado por su centro, algunos aún están vivos y trabajando y otros ya dejaron su legado. Como médico que es, rompió esquemas y supo ver que la medicina convencional no acaba a la vuelta de la esquina. En mi humilde opinión, su aportación es la fusión de lo que es la medicina tradicional ortodoxa con la medicina tradicional chamánica peruana. Esto le dio pie a montar Takiwasi, uno de los centros de investigación y de rehabilitación en toxicomanías más importantes que tiene actualmente la Amazonía peruana.

Nos vimos al día siguiente de la entrevista, yo acababa de pasar por la primera experiencia de toma de ayahuasca. Me miró y me dijo: «Lo ves, te ha cambiado la energía, ahora empezarás un largo camino…». Tan largo que me parece interminable.

Entrevista a Jacques Mabit*

Doctor Jacques Mabit, ¿cómo llegó al Perú?

• En la década de 1970, trabajaba para la asociación Médicos sin Fronteras (MSF). Tomé cargo en un hospital de una provincia del sur, en el altiplano peruano, cerca del lago Titicaca. Había una población de cuarenta mil personas, en una zona muy extensa de la Sierra Alta. Se había construido un hospital, pero ningún médico peruano quería ir por allá, porque hacía frío, era mucha altura y no había electricidad. Como las condiciones eran tan difíciles, se mandó un equipo de MSF para hacerlo funcionar, durante cinco años, y volverlo atractivo para que vinieran médicos peruanos.

¿Cómo era el trabajo en ese hospital?

• No había casi medicamentos. Los campesinos andinos, quechuas, no solían venir al hospital, porque todo les era desconocido y un poco agresivo, fuera de su mundo cultural. Entonces nosotros decidimos ir hacia las comunidades campesinas y enfrentarnos a todo lo que se presentaba. Así fue como nos encontramos con una población que no había tenido atención médica durante muchos años, con casos como malformaciones, que se ven solamente en los libros de medicina de la época medieval. Vivían con esto, y con pocos recursos, y frente a todas esas limitaciones, empecé a trabajar con los curanderos locales.

¿Cómo trabajaban los curanderos locales?

• Una partera me impresionó mucho, así que me acerqué a ella y aprendí muchísimo. Cada vez que me mandaba pacientes al hospital eran casos muy difíciles, como partos complicados, y al día siguiente venía con una sonrisa y me decía: «¿Cómo le fue, con

---

*   Esta entrevista es más extensa que la que hice en su momento, y la he ampliado con la colaboración de la Asociación Abiayala. http://abiayalablog.blogspot.com.es/

la circular del cordón y la retención de placenta?»… Me describía el parto, al cual no había asistido. Entonces, un día le pregunté:

–¿Pero, usted, cómo lo sabe?

–Antes examiné a la paciente y le tomé los pulsos energéticos.

–No, los pulsos sanguíneos –le refuté.

Sabía si iba a ser varón o hembra, si iba a ser un parto complicado, etc. Era obvio que esa mujer sabía muchas cosas, y que no mentía. Era una mujer sencilla, que no buscaba fama ni dinero ni nada. Como me intrigaba, un día me puse a conversar con ella, y le pregunté cómo sabía tanto, así que me contó. Yo había pensado que era un conocimiento que le había pasado su abuela, pero me dijo que no, que ella estaba pastoreando sus animales, ahí, en la Puna, y cayó un rayo, que la fulminó y entró en coma. Estuvo inconsciente varios días, y cuando despertó, ya sabía curar.

Yo soy clínico, y hacía procedimientos funcionales, pero no tenía niños que morían, ni madres; entonces, era eficaz a nivel clínico y terapéutico. La explicación que me daba no cabía dentro de mi estructura, de mi formación occidental, que uno puede aprender al recibir un «electroshock» que le despierta; no lo aceptaba. Sin embargo, después, en antropología, descubrí que es una situación que se describe en la realidad de muchas culturas; por ejemplo, en México la llaman «el granizado».

¿Cómo fue la primera vez que tomó ayahuasca?

• Fue acá, en Tarapoto, con un curandero que se llamaba Wilfredo Tuanama, pero tuve tanto miedo que no pasó nada. Yo no buscaba la «mareación», sino aprender cómo esa gente obtiene sus conocimientos. Fue en 1986, y volví dos días después y me encontré hundido en mi mundo interior, lo que fue terrible, porque pensé que me iba a morir. Fue un combate terrible, hasta que me dije: «He tomado un veneno y me voy a morir ya. ¿Qué voy a hacer…?». Enseguida, con la simple aceptación, desapareció el miedo y vi que esa pelea era contra mi ego, porque tenía miedo de descubrir mis cosas oscuras. Al día siguiente, estaba saltando de alegría, después de haber muerto entre comillas. Me di cuenta de que era un potencial curativo absolutamente fabuloso y empezó mi aventura.

Es ahí donde rompe su molde. Y hace un salto.

¿Llegar a la medicina ancestral fue un riesgo para su formación?

• La preparación fue pasar por experiencias personales, no fue discutir con precisiones, eso es el 10%, el 90% se aprende viviendo con las plantas y los rituales.

En un momento tuve que decidir, y opté por el riesgo, porque desde un punto de vista conceptual y occidental, me di cuenta de que uno tiene que ser objetivo, tiene que estar distanciado del objeto que observa, y la subjetividad se considera como una interferencia o perturbación. Las medicinas tradicionales son diferentes, el sujeto, el médico, el terapeuta tienen que implicarse subjetivamente, o sea que la subjetividad es la fuente del conocimiento. Por supuesto, esto es una ruptura del marco conceptual y, frente a la academia, yo, haciendo eso, era casi un hereje, por perder la objetividad. Clínicamente, veía la eficacia, y quería entenderlo desde mi cultura o desde lo que soy. Conocía a Jung y el simbolismo, así que me interesé en esos temas, yo veía que había puentes. Desde algún nivel, se podía hacer algo, pero todavía era muy confuso todo eso. Decidí explorar la medicina ancestral para aprender y para incorporar a mi práctica el nuevo conocimiento y las nuevas técnicas. En la Amazonía peruana, visité a muchos curanderos, y todos me dijeron: «Tienes que iniciarte con las plantas». Cuando les preguntaba «¿De dónde conoces?», siempre contestaban: «La planta te la enseña». Yo les decía: «¿Pero ¿cómo una planta te va a enseñar, acaso la planta te habla?». Ellos insistían: «La planta te va a enseñar». «Entonces es como un televisor», dije; «ya tengo muchos canales y ahora tendré uno más».

¿Cómo ha logrado llegar a los escenarios académicos y ganar credibilidad?

• Las técnicas que se utilizan, o sea, el conocimiento es universal, si bien nace dentro de un contexto, en este caso amazónico. La aspirina se descubrió en Alemania, del sauce, pero tú puedes tomar aspirina en China o en la India, y va a funcionar igual. Por lo tanto, la medicina ancestral tiene una dimensión transcultural, si soy un francés, puedo utilizar bien el yagé, con la condición de respetar una serie de criterios, y en la sesión puede haber gente de todas las culturas y niveles de educación.

Una dificultad de la medicina tradicional es que el curandero se debe comprometer con su alma y su corazón. Un psicoanalista solamente puede serlo cuando pasa por un proceso de psicoanálisis, porque tiene que guiar al sujeto dentro de las complejidades del mundo del inconsciente, y si no conoce este mundo, no lo puede guiar. El chamán es un psicoanalista, pero más sofisticado, porque no solo es la mente en el mundo subconsciente, es en la dimensión energética, espiritual, y el cuerpo también físico, o sea, es global, no hay división. Uno puede ayudar en este campo si ha hecho el recorrido, y esto demora años, yo ya llevo diez. Para ser taita, pueden pasar más de veinte años. Eso nos quita la ilusión de que cualquiera puede ser taita o puede tomar yagé. Todos los curanderos que he conocido, los verdaderos, en otros países, por ejemplo, en el candomblé, en Brasil; los mayas en Guatemala, que utilizan otras técnicas, los verdaderos que yo respeto mucho, por ser para mí grandes curanderos, grandes maestros, han hecho todo lo posible para no ser curanderos. Porque es una carga tan fuerte, una medicina tan batalladora, que no quieren dedicarse a ello, pero están casi obligados, en el sentido de que, si no hacen eso, no se realizan, se sienten mal en su vida. Como si alguien que es apasionado por la música, no se dedica a la música. Bueno, puede trabajar en un banco, pero va a estar mal, porque tiene otra vocación.

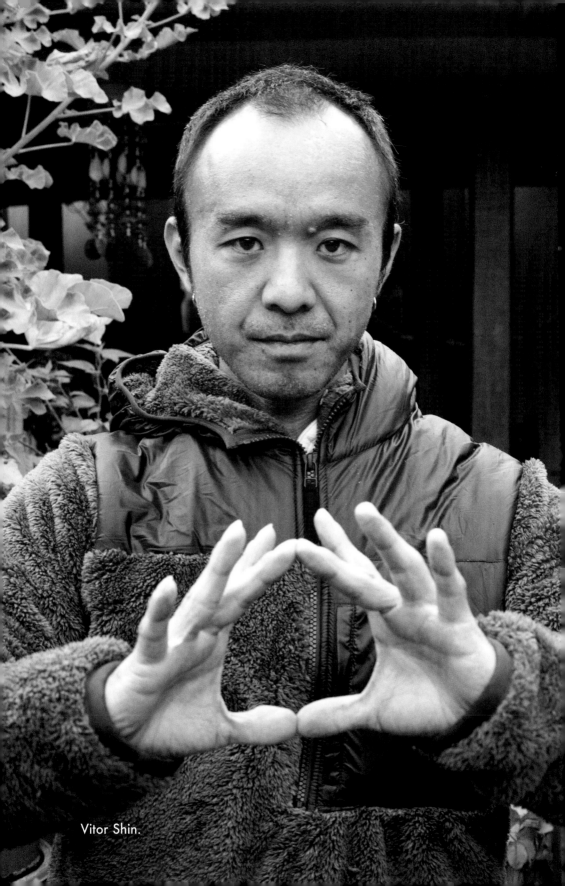

Vitor Shin.

• VITOR SHIN •

Supongo que tanto él como yo sabemos que no hay casualidades. Con el maestro Vitor Shin fue un encuentro casual. Salía de visitar las ruinas de la cultura **Chavín de Huántar** con la sensación de haberme perdido en un espacio-tiempo. Tuve la suerte de hacer la visita sin turistas, algo poco habitual en los tiempos que vivimos. Los lugares que fueron de peregrinación religiosa se han convertido en la actualidad en centros de peregrinación turística. **Chavín de Huántar** fue el centro administrativo y religioso de la cultura Chavín, 1.500 años a.C., donde el arqueólogo Julio Tello identificó sus ruinas entre la maleza, alrededor de la década de los 1920. La cultura Chavín fue sociedad teocrática. La casta sacerdotal, según dicen, eran científicos que dominaban la ciencia de la astronomía, lo que les proporcionaba gran influencia y poder. También eran grandes técnicos agrícolas y ingenieros hidráulicos. Según el arqueólogo Ricardo Burger «tenían la habilidad de transformarse en jaguares o aves rapaces con la ayuda de alucinógenos, para así poder mediar con las esferas sobrenaturales. Esto parece haber sido básico para la ideología y ritual Chavín» (Burger, 1994: 104).

Una cultura basada en el cactus del San Pedro como cosmovisión. Fue un privilegio poder entrar en sus inframundos. Espacios que habían sido de exclusividad de las castas sacerdotales. Aún podía percibir esas fuerzas presentes, tejidas en otra dimensión, sintiéndome como un profano. El hormiguero, laberíntico, de galerías subterráneas construidas con bloques de granito, daba la sensación de encontrarse dentro de un búnker. Era como si los sacerdotes hubieran tenido miedo de que entraran otras energías que no fueran sino las que estaban tratando. Hice un chillido para escuchar la resonancia de sus bóvedas. Piedras mudas a mis oídos. Para mí, era descubrir lo ya explorado. Al fondo, una luz que guio mi curiosidad; en su centro, un monolito de piedra tallado en granito. Una deidad justo en el centro del templo llamada «Lanzón Monolítico». La manera en que fue dibujado «El Dios Sonriente» caracteriza el arte de los Chavín. Expresa simbólicamente las deidades del mundo

Chavín, el mundo de la dualidad, dos caras, mitad hombre y mitad felino. Hay consenso en que los cinco personajes de la plaza circular y el Lanzón representan «divinidades antropomorfas». Para Tello (1960) representa a Wari o Wiracocha, la divinidad suprema andina, heredada por las culturas posteriores a Chavín y que perdura hasta tiempos coloniales. Me imagino cómo se sintió Raimondi, ante tanta incomprensión de un universo tan ajeno, por intentar comprender lo incomprensible. No hay duda, admirar lo que no entendemos es un acto puro de la inocencia. Han pasado más de 3.000 años, y sigue aún en pie, sin inmutarse con el paso del tiempo. Irradiando la misma luz desde el primer día que fue creada, herencia de nuestros ancestros. Cada paso, una curiosidad bajo mis pies, pequeñas sequías en que circulaba la vida del agua, creando un efecto envolvente de sonidos, supongo que para dar la sensación de un gran órgano interno. Imagino las ceremonias de San Pedro con en el sonido del agua para encontrarse en comunión con lo sagrado.

Salí con la sensación de haber viajado muy lejos en el tiempo. Continué el recorrido, guiado. Sus grandes plazas ceremoniales, el palco de los sacerdotes, mirando a la estrella del sur, donde se sentaban las jerarquías del poder. Imaginaba sus rostros, sus caras, sus vestidos, que serían seguramente de un refinamiento extremo, simbólico, con todas las riquezas que les proporcionaba la selva. La sierra blanca a un lado, la sierra negra en el otro y el río al fondo.

Al otro lado del río pude observar un lugar ceremonial que ha recuperado un americano. Ha plantado allí miles de San Pedro que apuntan al cielo como misiles. Dicen que tiene el San Pedro más fuerte de todo Perú. Mientras continuaba mi visita, vino a hablarme uno de esos personajes, disfrazado de chamancito, preguntándome si quería hacer una ceremonia de San Pedro; le seguí la onda. Me contó que él se había transformado en un jaguar, y que podías transformarte en cualquier animal si tomabas la sustancia. Le dije que yo quería transformarme en un mosquito, si era posible. Me miró un poco extrañado y me preguntó por qué. Le dije que el mosquito es el más fuerte, nadie lo ve y siempre te pica; un jaguar no puede cazar un mosquito. Se quedó un rato pensando y prosiguió con su venta de chamancito al turista, que si el mundo andino así, que si el Dios tal, sin inmutarse por mis tonterías dialécticas.

Cerca del centro arqueológico había un restaurante, en una mesa, un grupo de extranjeros. Entre ellos, la mirada de uno de los presentes, con rasgos japoneses, me magnetizó. Era el maestro Vitor Shin, que me ofreció sentarme. Conversamos un ratito y me dijo que habían venido para hacer una ceremonia de San Pedro en el recinto de Chavín. Me comentó que con la medicina del San Pedro uno se vuelve a reconectar con los ancestros del lugar. Chavín es considerado uno de los enclaves más energéticos del mundo andino. Le conté mi trabajo y accedió a que le entrevistara.

Entrevista a Vitor Shin

¿De dónde viene el nombre de Víctor Shin?

• Mis padres son japoneses, pero emigraron a Brasil.

¿Vives en Brasil?

• No, paso temporadas en Brasil, en Japón, Perú, México...

¿Qué relación tienes con la sanación?

• Desde chico tenía una inquietud en querer comprender de qué se trataba todo. A la edad de seis años, conocí a mi maestro raíz (que más tarde averigüé que su escuela era un tantrismo japonés), que tuvo una gran influencia en mi formación. Buscaba responder a mis inquietudes por donde podía y así empecé a viajar. Los viajes me permitían renovar mi percepción de la realidad de mi propio contexto cultural, y de esta manera romper algo de mis condicionamientos culturales.

¿Qué es el conocimiento para ti?

• Es un aspecto de lo que podríamos llamar de la consciencia. Desde el punto de vista tántrico, es lo que te va abriendo hacia un nivel de la complejidad de la realidad por medio de la percepción, hasta que reconoces que todo era parte de un proceso de autoconocimiento, de uno mismo. Buscar conocer esta realidad fue un camino que me llevó hacia la noción de sanación dentro de una constante resignificación del término. Pero no solo su noción se iba resignificando (y alejando cada vez más de la noción convencional de salud), sino necesariamente tendría que contemplar la integridad de todos los cuerpos que nos integran: física, emocional, mental, energética, la más íntima del espíritu. Entonces esta dimensión de sanación acaba siendo una relación del despertar de nuestra propia naturaleza, que al final involucra un entendimiento de las fuerzas constitutivas de la naturaleza de la cual formamos parte. Este manejo, esta armonización de estas fuerzas, lleva a la sanación. Entonces, todo esto es parte de un cuerpo de conocimiento, que al sanar también amplifica tu consciencia. Finalmente, en la dimensión tántrica se habla de una dimensión no dual de la realidad. El mundo de la relatividad, estamos siempre en dualidad. Siempre hay un otro, siempre hay un yo, siempre hay una noción y una reedición de tu propio ego. El conocimiento que penetra la realidad alimenta mi alma, me recuerda algo en mí, y esto me permite estar más cerca de quien, finalmente, soy.

¿Cuándo inicias este proceso?

• Yo no he empezado formalmente mi búsqueda, fue mi primer encuentro con mi primer maestro lo que abrió este camino. Mi búsqueda formal realmente fue en mi preadolescencia; en el sentido de estar consciente de mis preguntas a nivel existencial. Hasta entonces era una cuestión más aleatoria, sin reconocer mi propia ignorancia.

¿En qué etapa empiezas a profundizar?

• Mi punto radical fue el encuentro con la ayahuasca en Brasil, tenía 16 años (creo).

Fue una casualidad, estaba viajando con una novia por una montaña entre São Paulo y Rio de Janeiro y allá encontré un grupo del Santo Daime. Esto pasó a finales de la década de 1980 y redimensionó el nivel de cuestionamiento, en términos de posibilidades, de acceso en lo que antiguamente era más hermético. De allí, empecé a comprender mejor mis anhelos y a invertir mi atención hacia una búsqueda más intensiva, a reorganizar mejor las piezas.

¿Fue la ayahuasca lo que te hizo cambiar el replanteamiento de tu vida?

• Radicalmente, sí. Fue un *turning point*, en términos muy pragmáticos, en relación con los procesos cognitivos de los mundos chamánicos.

¿Entraste en el Santo Daime?

• Estuve casi dos años en el Santo Daime. En una época en que el Santo Daime todavía era un nuevo aliento postdictadura y congregaba muchos artistas, intelectuales y activistas de la izquierda brasileña. Era una alternativa de renovación cultural y política por medio de un mesianismo ecléctico de la selva amazónica en una época en que la *New Age* aún no era un cliché.

¿Dónde se celebraba el Daime?

• Tenía muchos puntos principales, sobre todo entre São Paulo, Rio de Janeiro y Minas Gerais.

Tomé la primera vez con Alex Polari, que para mí es la gran referencia en el Santo Daime, que traía una articulación intelectual que llevaba esta manifestación religiosa/mesiánica hacia un cuestionamiento político utilizando la fachada de la religión para un diálogo codo con codo con el Estado.

En aquel inicio estuve en medio de esa generación antigua de psicólogos, behavioristas de las décadas de los años 1970 y 1980. Era parte de la eclosión de la Gestalt de Claudio Naranjo, la terapia primal, hasta los movimientos como el de Osho. Era un momento de florecimiento, de ese cruce de paradigmas entre Occidente y Oriente, el momento en que ciertas filosofías orientales estaban junto con todas estas propuestas de terapias psicológicas y energéticas.

A los 16 años, en todo ese mundo era el más joven. Estuve dos años yendo a todos los centros de Santo Daime que podía entre São Paulo, RJ y Minas. El final del segundo año culminó en un viaje a Acre, en el centenario del maestro Ireneu, el patriarca del Santo Daime. Una festividad que celebran todas las escuelas ayahuasqueras de Brasil. Allí tuve mis dos grandes maestros en términos de medicina tradicional de la selva

¿El Daime tiene una parte tradicional de la selva?

• Es una doctrina que trae un carácter feudal, dentro de la organización política propia. Algunos tienen un conocimiento de curanderismo, otros tienen influencia de conocimiento de tribus cercanas, que luego son asimiladas por el Santo Daime, que trae como base la cultura judeocristiana amazónica.

Nunca quise fardar, porque siempre tuve una cierta alergia a estar enjaulado entre estos muros institucionales. De allí, me fui a Japón con la idea de ir a trabajar y juntar un dinero. Tenía el proyecto de hacer un viaje odiseico por Asia y luego bajar por las Américas hasta, finalmente, volver a la selva y allá tener mi cabaña. En ese entonces tuve la iniciativa de llevar 5 litros de ayahuasca, del Santo Daime, para tomar con mi maestro en Japón para que me diera su *feedback*. Entonces, unos señores que habían participado en el Daime, en el Eco 92 en Rio de Janeiro, se enteraron de que un joven había llevado 5 litros de ayahuasca, me vinieron a buscar y de repente estaba llevando la medicina a un templo shintoista en Nara.

Empecé a llevar medicina a varias partes, y mientras tanto iba haciendo retiros personales en los lugares sagrados. Era una época en la que tenía como una de las bases el monte Fuji, junto a mi maestro.

¿Fusionaste dos culturas: la cultura chamánica con la tántrica?

• De alguna manera bastante inocente y naif, yo era muy joven, no tenía una base aún de la vida y la profundidad de un Camino. Esta fusión se fue dando en mí en algún lugar muy íntimo de mi ser. En aquella primera ceremonia en Japón fue más bien un primer choque cultural en un puente que quería armarse. Más que entre la cultura chamánica con la tántrica fue el mundo judeocristiano amazónico encontrándose con el mundo shintoista/budista. En relación con la ayahuasca, yo solo tenía el parámetro del Santo Daime. Lo poco que conocía era el filtro que yo tenía sobre el vasto universo de la ayahuasca o el mismo universo chamánico. Cuando hice esta primera ceremonia en este templo shintoista le dije al sacerdote que abriera la ceremonia; yo no me sentía preparado ni con autoridad entre estos señores. Venía, más bien, como el que traía un mensaje de la Amazonía.

¿Cómo fue la experiencia para ellos de tomar por primera vez la ayahuasca?

• Fue una primera gran apertura para ellos, el levantamiento de un cuestionamiento, de cómo el Absoluto se manifestaba por medio de esta medicina como una suerte de rescate de una especie en crisis.

¿Pero el impacto debía de ser contundente?

• Bueno, tampoco tan radical en el sentido de que eran experiencias de la vida y exploraciones de la consciencia. Había entre este selecto círculo un maestro zen que no era muy recurrente. Era una persona que venía de una experiencia de vida que me llamaba la atención: de enseñar zen en San Francisco a finales de la década de los años 1960 y era entonces, la referencia del «zen psicodélico». Estaban muy familiarizados con estados alterados de consciencia.

Entonces, estuve tres años entre Japón y la selva haciendo trabajos. Me vi inmerso en el mundo del esoterismo japonés. Hasta que llegó un momento en que tuve una crisis muy fuerte, me quedé dos años muy debilitado y logré salir, finalmente, para volver al punto cero.

¿Cómo saliste?

• Fue un proceso gradual, pero el punto crítico fue un encuentro con un gran mago gitano, que me ayudó a retornar de vuelta al camino y allí empiezan las dietas en Perú.

Según entiendo en el tiempo de que me hablas de crisis, ¿tuviste una crisis existencial?

• No, no tuve una crisis existencial, sino que me confronté a una situación energética que no fui capaz de sostener. Implicaba una serie de fuerzas de un mundo oculto por detrás de las apariencias, incluso sociales. Fue una primera gran confrontación dentro de una batalla espiritual.

¿Cómo viniste a Perú?

• Primero conocí a Roni en São Paulo y lo fui a ver en su centro en Pucallpa. Roni y José Campos fueron los disidentes de Takiwasi. En ese entonces apenas empezaban a levantar este proyecto de centro para dietas.

Entre dietas con Roni y José, enseñanzas con don Pablo Amaringo, me iba a Tarapoto a tomar medicina con Don Solón y después a Chazuta para estar un rato con don Guillermo, y dietar. Recibir los versos de las plantas, como decía él. Mientras rastreaba el mundo de curanderos que me permitía seguir rastros de raíces de la cultura de la medicina.

¿De allí entras en el mundo vegetalista chamánico?

• Digamos que sí en el sentido del mundo de las dietas con todo su panteón de plantas, y chamánico como matricial. El principio de todo el conocimiento de la medicina tradicional.

¿Qué es para ti la ayahuasca?

• La ayahuasca es una diosa de muchas faces. Un puente entre mundos, un portal para muchas fuerzas, un amplificador de consciencia, un supercombustible para el cerebro, una medicina para el cuerpo y el alma… pero también un cuchillo de dos filos como cualquier tecnología.

¿Pero tú te has formado como curandero?

• Yo no he buscado ser curandero. En Japón fue casual, fue como un vehículo que se estaba trabajando dentro de mí. Y por las experiencias que tuve en Brasil, empecé a entrar en una dimensión chamánica. A lo largo del Camino, empecé poco a poco a tener demandas para invitar la medicina y, en ese proceso, fui integrando lo aprendido. Llevo casi treinta años compartiendo ceremonias dentro de un contexto que se fue nombrando El Puente de Medicinas de las 4 Direcciones. Si la formación de un curandero es un proceso dinámico de curar mi propia ignorancia, de ir disolviendo mi ego, de ir transformando mis sombras y estar más despierto y sobrio… sigo en formación.

¿Cómo es tu trabajo en la medicina?

• Intento hacerla lo más sencillo posible utilizando las herramientas que son parte de mi Camino. Como todo trabajo interno, empieza con una especie de anamnesis, porque involucra la intención e involucra su condición de salud en el estado en que se encuentra. Luego hay el proceso donde traigo las herramientas necesarias para restablecer el flujo vital. La propuesta de trabajo está fundamentalmente en el trabajo de la consciencia. Si la persona no está buscando eso, tiene que buscar en otro lugar.

Traigo el contexto de la medicina, lo que se sabe de su origen neurofisiológico y sus posibilidades. En los últimos trabajos he estado abriendo la cuestión ética y política por tantas confusiones que se han generado en este mundo de la medicina.

La ayahuasca puede ser un enteógeno o simplemente un psicoactivo, pero también puede ser una droga que nutre vicios de ego y puede generar muchos equívocos.

Lo que pasa en estos grupos grandes, como el Santo Daime, es que muchas veces las personas se comprometen más en un sentido de afiliación a un cierto grupo social que en su propia evolución personal.

Hay ciertos componentes explícitos que hacen que el manejo de esta medicina conlleve un riesgo. Sin duda, uno muy importante es quién lo administra.

El filósofo austriaco Karl Popper probablemente fue el primero en hablar de la noción del sistema social abierto que básicamente se opone a sociedades fascistas totalitarias, en las que se contempla una visión de libertad y nadie tiene una verdad absoluta. En nuestra civilización, lo que regula el conocimiento son los templos académicos que fueron transferidos de la mano de la Iglesia. Lo que está desvinculado de nuestras conexiones primordiales, con las fuerzas de vida. Es un hecho dentro del Camino que en nuestro actual estado evolutivo no tenemos la verdad absoluta. Quizás no sea fácil asumirlo porque se desarma nuestra noción de seguridad dentro de nuestra burbuja personal, pero cuando te rindes al Misterio, entras en una dimensión de humildad y sobriedad que te permite cuestionar tu cosmovisión y estar abierto a actualizarla. Es un proceso cognitivo continuo y dinámico que no puede encausarse en figuras de autoridades, supuestos curanderos, gurús o maestros. Uno tiene un conocimiento parcial y contextual sobre determinadas cosas, es improbable que sea absoluto. Sin embargo, si tú has logrado un nivel de consciencia, puedes facilitar a otras personas llegar a este nivel, porque hay patrones en el proceso de sanación. Entonces con estos patrones se crean muchas escuelas que comprenden ciertos procesos psíquicos.

¿Cómo es tu trabajo cuando te viene un paciente, si así lo podemos llamar?

• Se diseña un proceso para cada persona. Se fundamenta en una resignificación del paradigma del término «paciente». No puedo reducir la persona a un paciente si quiero facilitar su empoderamiento en su proceso. Al mismo tiempo yo estoy aprendiendo con él, sanando parte de mí, mientras él se está sanando. Esto cambia la dinámica de la relación, es como una complicidad de alianza. Un camino que propone una consciencia, un reconocimiento de una fuerza, que nos atraviesa a todos. Básicamente, mi trabajo es invitar a un proceso de responsabilización con su propio camino y que finalmente le lleva en un autoempoderamiento que desconstruye una figura de autoridad. Se acerca más a una relación afectiva que a una relación de poder. Cuando una relación de autoridad ayuda a un proceso de sanación, todo va bien. Sin embargo, el proceso de sanación debe hacerse de la manera más rápida posible, y no debe establecerse una relación de dependencia que finalmente se reduce a intereses económicos y por ende no se da realmente la sanación dentro del plan de la consciencia; eso es lo que importa, aunque el cuerpo físico o su situación social se fortalezca.

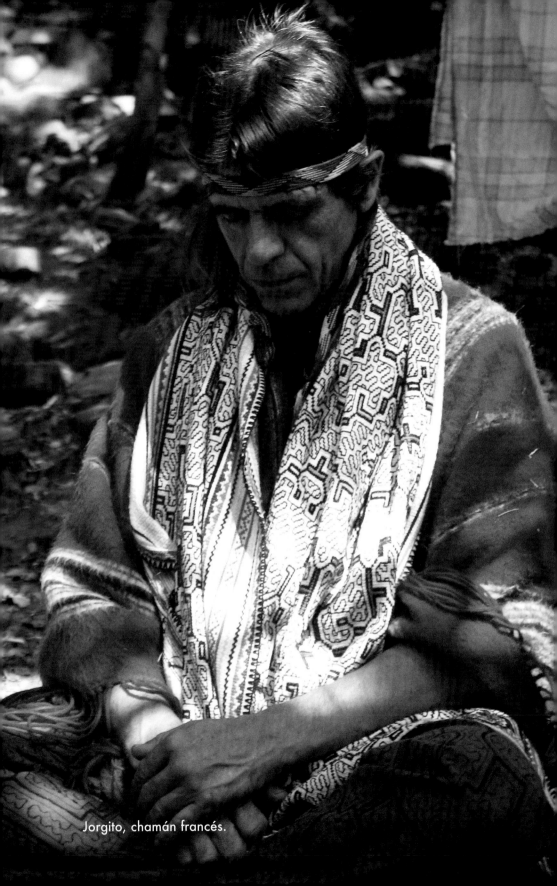

Jorgito, chamán francés.

• Jorgito y Corinne •

¡A veces tengo la sensación de que todo está escrito en nuestro diario de la vida. Cualquier cosa que pasa, por pequeña o insignificante que sea tiene un sentido. Es como si existiera una fuerza exterior que no veo, pero sí percibo; como si estuviera guiándome por un sendero, donde he pasado millones de veces. En las etapas de mi vida he tenido la sensación de que he estado en un bucle del cual no salgo hasta que paso pantalla, como en un juego de marcianitos. Supongo que pasar de pantalla es lo que llamamos consciencia.

En mi primer viaje a Perú, en el encuentro con el maestro Winston, me habló de un amigo suyo, un francés que cantaba ícaros y llevaba ceremonias de ayahuasca con la misma tradición. Winston me regaló una pequeña porción de ayahuasca. En ese tiempo, no era muy consciente de lo que me había dado. Pero la puse en mi mochila y la llevé para España. Al cabo de unos meses, llamé al francés para decirle que tenía una botella de ayahuasca y si quería que se la llevase. Me comentó que vivía en el sur de Francia, y pensé que era una buena oportunidad para conocerlo y pasar unos días en Francia.

Viajé con mi esposa y una amiga. Cuando llegamos a su casa, el paisaje me recordaba al que había visto en Perú cerca de Tarapoto, la Sierra Azul, la cuenca de un valle angosto con un río caudaloso, vegetación exuberante con montañas altas. Los árboles que escalaban la montaña eran castaños centenarios de apariencia humana y la casa era una construcción antigua hecha de piedra, apartada del pueblo, típica de la campiña francesa. Fue mi primer encuentro con Jorgito y Corinne, su mujer. Él habla un español perfecto, ya que es descendiente de españoles, se le nota en la cara, de rasgos marcados como los de la gente del sur; se parece al cantante de flamenco Camarón. Hablaba pausada y reflexivamente con la fuerza interior de los que han estado adiestrados en la mística.

Su mujer, Corinne, tenía una mirada de halcón, ojos azules que van más allá de lo visible. Me comentó que el fin de semana se disponían a hacer una ceremonia en un lugar en medio de la naturaleza, donde había una tienda de campaña, parecida a las que utilizan en el ejército. Nos comentó que su forma de trabajar era primero tomar tabaco bebido, para preparar el cuerpo energéticamente, antes de tomar la ayahuasca. Mi curiosidad y mis ganas de profundizar en ese mundo me hicieron aceptar y darle mi confianza.

Habían venido otros amigos de ellos, con quienes íbamos a compartir la experiencia. Debíamos ser unos siete. Formamos un círculo, Jorgito sacó una botella de plástico de litro, de las que se utilizan para beber agua, en cuyo interior había un líquido oscuro, marrón, casi negro, que supuestamente era tabaco hervido. Cerró los ojos, abrió la botella, sopló humo dentro y empezó a cantar una melodía.

Parecía como si quisiera ponerse en contacto con ese líquido negruzco, a través de sus cantos «n'ai, tabaquito marere». Al terminar, hizo un silencio meditativo. Corinne, su mujer, como una abeja que va de flor en flor, iba llevando un tazón con el líquido de tabaco. La sorpresa para mí fue que, una vez ingerida esa sustancia, a la persona se le humedecían los ojos y empezaba a vomitar hasta quedar exhausto. Me entraron ganas de salir corriendo, antes de que me tocara a mí, pues los efectos que producía en mis compañeros eran bastante desoladores. Vino Corinne y me ofreció el tazón… ¡Madre mía! ¡Había llegado mi turno! Empecé a beber pausadamente y era como si me estuviera bebiendo el agua de un cenicero lleno de colillas de cigarrillos. Al entrar el líquido en mi estómago sentí como una explosión: la bebida tenía tanta fuerza que mi cuerpo no podía resistirlo ni un segundo, había que arrojarlo. Empecé a sentir fuertes escalofríos que me recorrían la columna, sudores, temblores, no podía controlar mi cuerpo, ni mi mente. El cuerpo estaba en automático, lo único que deseaba era sacarme del estómago ese líquido con sabor a tabaco. Pasó casi una hora hasta que me sentí otra vez en paz, pero la fuerza del tabaco estaba presente, iba bebiendo agua, al menos bebí dos litros. Me sentía completamente mareado… Según lo que me había dicho Jorgito, era que el tabaco limpiaba mi cuerpo energético.

Sin embargo, en lo único que pensaba era en una cuestión: «Tanto sufrimiento, ¿para qué?».

Pasé la tarde mareado en medio de sueños, en un estado casi onírico. Por la noche tendríamos la sesión de ayahuasca. Me sentía demasiado fatigado para volver a beber otra pócima de la selva. De todos modos, volvimos a la tienda y nos sentamos en círculo otra vez. Con gesto ceremonial, Corinne nos ofrecía una pequeña copa hecha de madera. «¡Puaj!» El líquido espeso de color negro sabía a rayos, casi peor que el tabaco. Apagamos la luz de la vela y, en silencio, entramos en la oscuridad. Podía sentir la respiración de los presentes, abrí los ojos y, como pasa en la oscuridad si uno está concentrado, la vista percibió ciertas formas. A los quince o treinta minutos empezaron a llegarme como unos destellos de luz, como si vinieran de dentro de mi cabeza hacia afuera. Jorgito empezó a cantar con mucha intensidad «*Aaaayahuasca marere, ayahuasca marere*». De pronto, esas sombras que estaba viendo se habían iluminado y estaban adoptando formas multicolores. Tenía la sensación de que mi cuerpo se estaba desdoblando en un cuerpo etéreo, podía viajar a las estrellas, ver nuestro planeta desde el espacio, entender cómo funcionaba el tiempo. Los cantos de Jorgito eran como la estructura de una montaña rusa hecha de luz, en la que yo navegaba por sus raíles.

Hubo un momento en que todo paró, como si yo fuera el observador de mí mismo. Tenía la sensación de haber parado el tiempo, como una imagen de vídeo cuando está en pausa, descubrí cómo estaba hecha la materia: cada célula de mi cuerpo está formada por muchas células y daba forma a un ser. No sé cuánto tiempo estuve en ese estado, mi cuerpo había desaparecido.

Jorgito cantó el mismo ícaro de Winston cuando cerró la sesión «Jerusalén tierra prometida». Hizo unas plegarias a la vida, a la esencia del creador, y terminó la sesión. Encendieron la vela y pude vislumbrar que todos los miembros del grupo seguíamos en nuestros lugares. Mi mujer, mi amiga Gabi, Corinne, Jorgito, los franceses…; tenía la sensación de que ellos también habían volado igual que yo, que la tempestad se había disipado.

Intenté moverme, pero me di cuenta de que a mi cuerpo le

costaba moverse y volver al mundo físico. De esa ceremonia, salió una buena amistad que ha durado hasta ahora, pues Corinne y Jorgito han sido personas importantes en ese camino escabroso sobre el aprendizaje de las plantas. Presentar a Jorgito y a Corinne es un honor, pues es gente comprometida con una fe, a pesar de los riesgos que comportan estas prácticas.

Entrevista a Jorgito

¿Cuál fue tu primer contacto con el mundo de las plantas amazónicas?

• Fue casual. Tengo un íntimo amigo que hace unos años tuvo a su mujer con un cáncer. Los médicos le dieron un mes de vida y contactamos con un médico que tenía un centro en Tarapotos, Jacques Mabit. Le mandaron unas plantas que le alargaron la vida ocho meses, pero al final murió. Una vez pasado el duelo, mi amigo decidió ir a conocer al médico y su centro para dar las gracias por la ayuda prestada. Me pidió que le acompañara y accedí. Yo no conocía nada del mundo amazónico, ni lo que era un curandero.

¿Qué experiencia tuviste?

• La primera vez que tuve contacto con la planta de la ayahuasca no fue por haberla bebido. Cuando llegué en el centro Takiwasi, había una gran liana de ayahuasca en la entrada. Yo no sabía ni de qué liana se trataba, pues todo era nuevo para mí. Por la tarde, me fui a meditar justamente debajo de esa liana. Fue muy extraño, pues allí me quedé en un estado de tranquilidad muy profundo. Supuse que era por estar en la selva que podía llegarme ese estado. Un aviso, que le llamo yo.

Jacques Mabit tiene la costumbre, o la tenía, de trabajar con autóctonos. Luis de Iquitos, shipibo, aunque yo no lo conocía, se acercó y me dijo: «¿Tú sabes delante de quién estás sentado? Estás delante de la madre ayahuasca». Para mí fue muy importante, porque fue mi primer contacto con la planta.

Después de aquello empezamos el programa que ofrecía Takiwasi para acceder a la toma de ayahuasca. Purgas de plantas amazónicas y cuatro tomas. Fue una revelación, un antes y un después.

¿Qué viste?

• Tuve unas imágenes muy visuales, pero fue como un «viraje» de toda la búsqueda que venía haciendo. Hoy día puedo decir que se paró la búsqueda de lo que estaba buscando, no lo puedo definir con palabras. Me di cuenta de que veía de otra manera varias prácticas de luz. Después de diez años aún me hablan esas primeras tomas.

Más rápida que el pensamiento. En los años de experiencia he ido integrando lo revelado, pero la revelación para mí fue la consciencia que está cristalizada en el yo; se ha puesto en la consciencia del yo universal. Cambiaron muchas cosas. La relación con el tabaco, por ejemplo. Yo era fumador y sigo fumando. Pero las plantas, a mi entender, tienen un alma igual que nosotros. Estamos acostumbrados a tener un concepto generalizado de los reinos animal, mineral, vegetal, pero simplemente es un concepto.

¿Por qué continuaste este camino?

• La estancia en Takiwasi fue muy corta, se había abierto un nuevo mundo para mí. Al año siguiente, fui a visitar a Juan Flores en su centro Mayantuyaku Pucallpa.

Los curanderos no suelen hablar mucho, pero sin darme cuenta, tras muchas idas y venidas durante algunos años para ir a ver a Juan Flores, me encontré con una relación de maestro-alumno. Un día me dijo: «Tú eres curandero, tienes el permiso de llevar la medicina a tu país».

¿Cómo es la relación de maestro-alumno?

• Para mí todo ocurrió muy rápido, pero todo se forma en la «cámara secreta», como la llamo yo. En mi creencia, hay un solo ser. El yo interior que soy es el mismo que todo ser. La manera en que te enseña un maestro curandero no es de la forma habitual, ni convencional. Las cosas vienen o se integran de una forma natural, sin que te lo esperes. Muchas veces hice preguntas, pero las respuestas eran solamente una sonrisa. Sin embargo, el verdadero aprendizaje está en las dietas con las plantas, el maestro te indica qué plantas vas a dietar. La información viene en esos momentos. Las plantas son enteógenas, que significa: Dios en mí. Pero la enseñanza en el proceso de la toma de las plantas sagradas viene de mí a mí, para decirlo de alguna manera. De hecho, a Juan no lo veo como un maestro en lo que se llama devoción al maestro, sino como un guía, un amigo que me muestra el camino. Sé que hay maestros que se molestan si vas a ver a otros curanderos, pero a Juan no le importaba. Fui a conocer a otros maestros, como Francisco Montes y Luis, para aprender de otras maneras. El aprendizaje para mí es universal, todos aprendemos de todos.

¿Crees que la tradición amazónica está indicada para curar enfermedades occidentales?

• Cuando se toma la medicina de las plantas sagradas como el tabaco o la ayahuasca, ellas mismas con una buena dirección de un maestro pueden curar todo tipo de enfermedades. De hecho, abren una puerta a lo divino y en lo divino está el todo, es la fuente de la creación. Para mí el chamanismo es el contacto directo con la naturaleza, sin pasar por ningún dogma.

¿Qué piensas de exportar esta tradición y las plantas sagradas a Occidente?

• Creo que la Amazonía es un lugar de aprendizaje, de una tradición perdida, que seguramente tuvimos en Occidente hace muchos años. Creo que en Occidente tenemos muchas plantas que forman parte de nuestra tradición, pero que están olvidadas. Hemos perdido muchas veces la memoria. Recuperar la tradición hacia este tipo de conocimientos es una de las claves.

¿Qué es la ayahuasca para ti?

• Es un espíritu, un ser, una energía que interactúa con la nuestra. Una manifestación de Dios en nuestro cuerpo. En toda puerta hay trampas, es una sustancia dual; en donde hay luz puede haber oscuridad.

¿Qué opinas de la gente que toma ayahuasca en Occidente?

• Hay gente que a veces la toma como una búsqueda de poder y algunos la toman como una droga. Es muy importante la forma en que se suministra. A mi entender, hay que tomarla como un sacramento.

¿Tú crees que la ayahuasca es un bien social para Occidente?

• Sí, claro, absolutamente. Pero es lo mismo que pasa con los fármacos, no todos sirven para todo el mundo. Hay que tomarla con gente experimentada, gente con consciencia del respeto hacia los demás, porque participa en lo que es la curación de la humanidad.

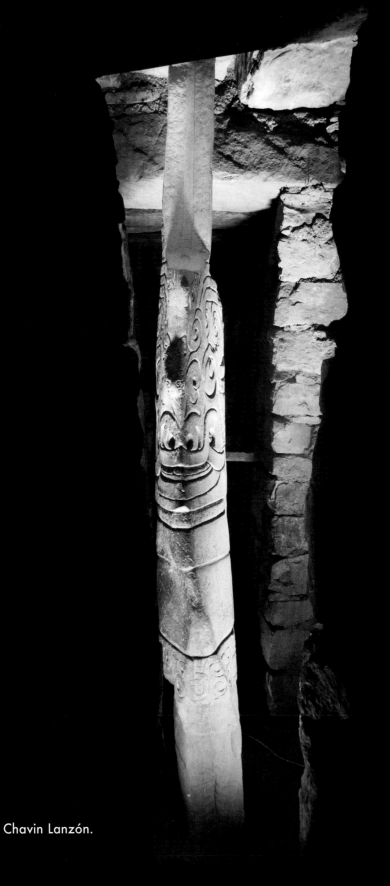

Chavin Lanzón.

II

EL MUNDO
DE LOS
CURANDEROS
DEL SAN PEDRO

La costa

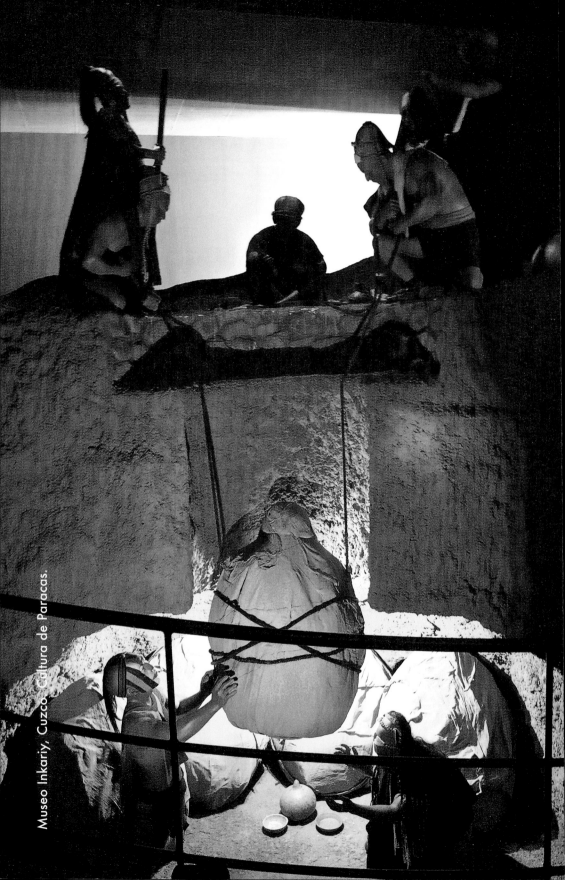

Museo Inkariy, Cuzco. Cultura de Paracas.

1.
INTRODUCCIÓN

Los imperiosos Andes que detienen los vientos cargados de lluvias de la selva hacen el desierto costero del Perú, que se ubica en la mayor parte de su costa, desde Piura por el norte hasta Tacna y la frontera con Chile por el sur. Es un clima subtropical muy árido con una alta humedad atmosférica de muy escasa vegetación, salvo por los cincuenta y dos valles fluviales que descienden de los Andes y que atraviesan el desierto. El océano, con aguas frías de la corriente de Humboldt, da a un Pacífico lleno de vida. En el extremo norte aparecen los manglares, gracias a una mayor precipitación en las desembocaduras de los ríos Tumbes y Piura. Allí es donde los chimúes desarrollaron su cultura, usaron una extensa red de canales, muchos de los cuales fueron herencia de las culturas moche y lambayeque. Se trata de auténticas obras de ingeniería hidráulica, en las que forzosamente debieron aplicar conocimientos de matemáticas. Aún hoy se pueden observar los canales hechos de piedra.

Un paisaje variado de desierto gris polvoriento, árido y pedregoso. El árbol del algarrobo se agarra en la sequedad del territorio. El buen San Pedro crece en la soledad subiendo hacia los valles para llegar a la sierra. La carretera Panamericana recorre toda la costa, paisajes desérticos y valles agrícolas, con algunos tramos muy cerca de la orilla del mar, pasando por Lima, la ciudad del desierto que está sumergida en una neblina húmeda en invierno. No mucho más lejos de Lima se encuentra la civilización de Paracas, que fue descubierta por el arqueólogo peruano Julio C. Tello. Una de las culturas preincaicas más enigmáticas que posiblemente ha tenido Perú, ya que enterraban a sus muertos en una especie de nave

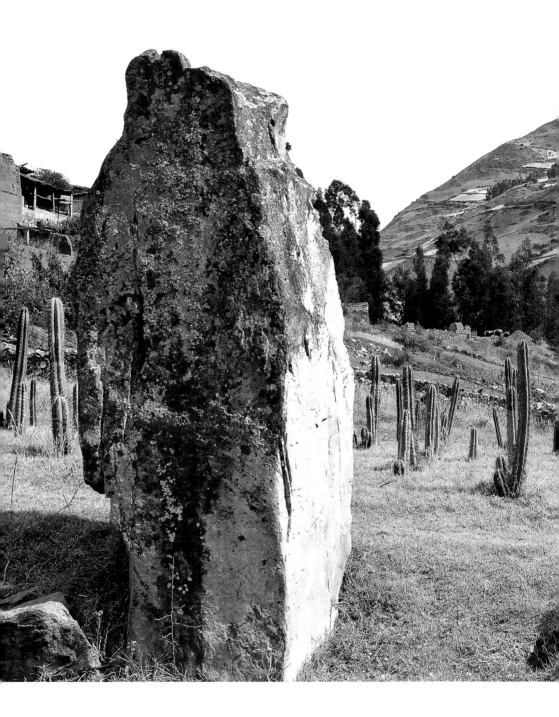

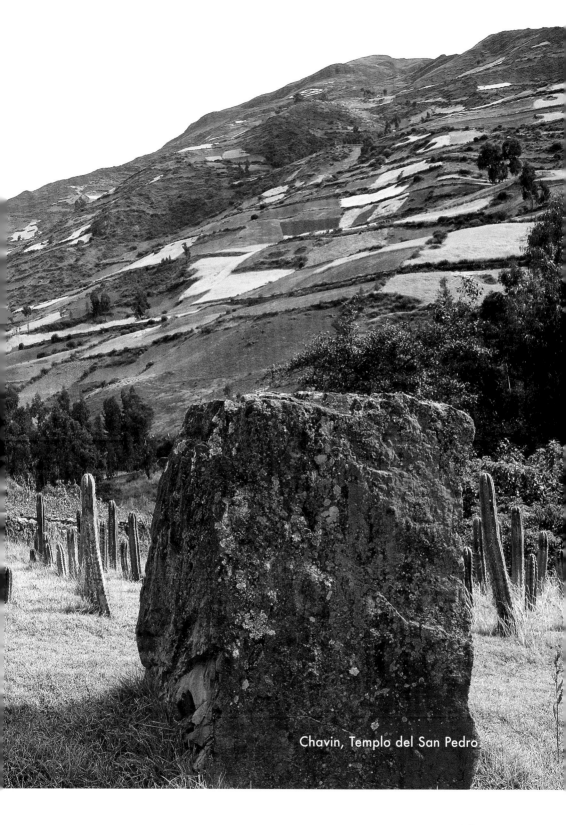

Chavin, Templo del San Pedro

159

nodriza bajo la tierra. Lugar de viento, con sus playas desérticas. Las focas, los pingüinos y una variedad extensa de peces conviven con el millar de aves migratorias responsables de la producción de guano, una de las bases económicas del Perú en el siglo pasado, además de los campos de algodón en Ica y el buen pisco. Pueblos al paso, engullidos por las dunas. Más al sur, Nazca, una planicie extensa con paisaje lunar, donde surgen los geoglifos, figuras que vistas desde el cielo tienen la forma de un colibrí, un cóndor, un mono, un pelícano… Fueron realizadas por la civilización de Nazca. Erich von Däniken sostenía la teoría de que fueron hechas por los extraterrestres. No es de extrañar que los que llegaron por primera vez pensaran que hubo vida de otros planetas, pues lo que encontraron superaba con creces lo imaginable.

La planta: el San Pedro

El San Pedro, conocido como «el cactus de los cuatro vientos», representa el árbol cósmico del norte de Perú (Polia, 1996, 291-292, 439). Según la cultura popular, se dice que se le denomina San Pedro, porque abre las puertas del cielo. Se conoce en Perú como huacuma, remedio, cimorra, wachuma gigantón y sampedrillo.

El análisis farmacológico del San Pedro (*Trichocereus peruvianus*) ha revelado que contiene diversos alcaloides: mescalina o TMPE (trimetoxifeniletilamina), tiramina, metitiramina, metoxitiramina, ordenina, analonina y tricocerene (Bianchi, 1996, 321). Aunque tiene un porcentaje de mescalina relativamente bajo, la acción sicotrópica del San Pedro es muy diferente a la de la mescalina purificada y a la de otros cactus que también la contienen. El San Pedro contiene otros alcaloides cuyos efectos modifican sustancialmente la acción de aquella.

La mescalina tiene una fórmula molecular casi idéntica a la noradrenalina, una hormona, o intermediario químico, que produce naturalmente el organismo y regula el sistema nervioso periférico, estimulando la alerta sensorial y muscular frente al mundo exterior. Una vez asimilada por vía oral, actúa en los sistemas

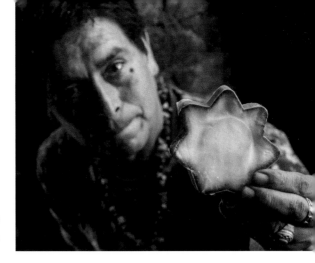

Sergio Castillo enseñando
una rodaja de San Pedro.

noradrenalínicos modificando o reemplazando algunos de los intermediarios químicos, a modo de llaves similares que abren las mismas cerraduras. Es así como se producen estados de consciencia que se diferencian cualitativamente de la consciencia ordinaria (Cabieses, 1993: 370-374, 399; Schultes y Hofmann, 1993: 183).

En esta investigación del biólogo etnobotánico Schultes, se apunta una idea clara de que parte de los alcaloides interactúan como llaves, la cerradura posiblemente está en nuestra psique. El San Pedro es una de las plantas sagradas mejor representadas en la iconografía preinca, de uso mágico y religioso en las culturas chavín, nazca, moche, chimú, etc., denotando una continuidad cultural de larga duración en su uso ritual. En la tradición prehispánica propia de su uso, se ha conservado mejor en el norte de Perú, particularmente en la sierra de Piura (Huancabamba y Ayabaca), donde se encuentran las lagunas Huaringas. En casi todas las casas del entorno rural de Perú, se encuentra un San Pedro, del que dicen que es un vigilante de las malas energías, con muy buena vista y un buen oído. Pero ese San Pedro no puede ser consumido, porque al ser consumido crea alteraciones psíquicas, que no son propias de la persona que lo consume.

El buen uso de todas las plantas que modifican el estado de consciencia implica que sean suministradas con dosis muy concretas, con una elaboración muy estricta en su recolección y con la dirección de la persona que sabe. Las plantas son muy sensibles; acercarnos a una planta se puede comparar con cuando nos acercamos a algún animal o persona, según las intenciones que se lleven, estos reaccionarán de una manera u otra, y con la planta sucede lo mismo.

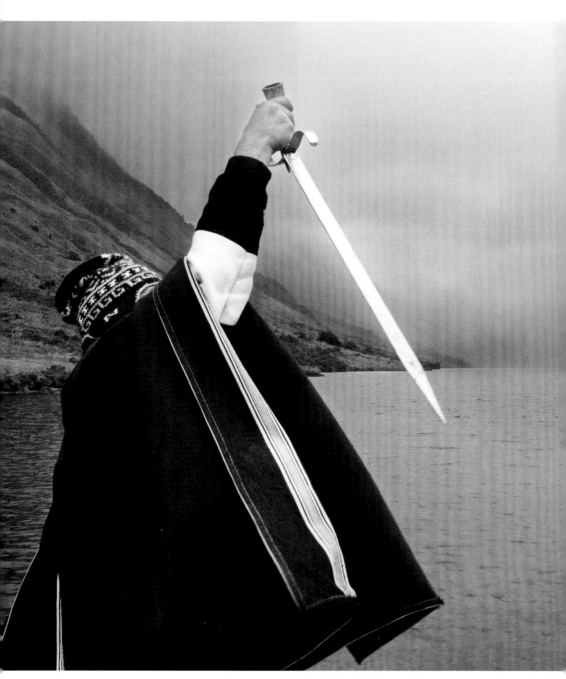

Don Guillermo invocando los espíritus en Huaringas.

2.
Relatos
y entrevistas

Huaringas y Huancabamba

Piura, la ciudad de enclave. Para salir hacia las Huaringas, la aldea de los sampedranos, había tomado el único autobús que salía de madrugada. Me esperaban diez horas de viaje para subir cuatro mil metros. Con un fierro pulido por el tiempo, sus asientos erosionados por traseros campesinos, cada bache era un martillazo en mi columna.

Una carretera sin asfaltar, íbamos por el cauce de los ríos pisando canto rodado. Dejamos atrás el Piura árido, y poco a poco nos fuimos acercando al valle, a pie de montaña, y la vegetación empezó a ser selvática, más verde, más profunda. El río había anulado la carretera, pues en época de lluvias las Huaringas quedan aisladas varios meses. Seguíamos la cuenca del río para subir al cielo con los San Pedritos.

Al San Pedro le dan este nombre porque dicen que tiene las llaves del cielo. La carretera envolvía la montaña como una liana que se enrolla en un árbol. Cada vez, los pasos se hacían más estrechos y peligrosos. Había tramos en que la rueda del autobús pasaba a milímetros del precipicio, que iba en aumento. Subíamos a paso de tortuga podía sentir el aire más fresco, veía las plantaciones de café con su fruto rojizo ya maduro. Cada 100 metros de altura, otro clima, otra vegetación.

Las gentes del autobús parecían esculturas inmóviles, como si nunca se hubieran movido del lugar. Gente de campo endurecida por la montaña con miradas al abismo, sin esperanza alguna de cambiar lo que viven. Bajamos un par de veces del autobús. Las lluvias y la deforestación engullían tramos de carretera. Las nubes se aferraban a la montaña, como un amigo da un abrazo. Traspasamos el séptimo cielo para llegar a un altiplano. El peligro de caer en el abismo había desaparecido. Un camino amable nos llevaba al pueblo, recogido en un pequeño valle. Después de diez horas de trayecto tenía muchas ganas de llegar. Me esperaba un amigo que aún no conocía, y que sería mi cicerone en la busca de los chamanes sampedranos.

Huancabamba es conocida como la ciudad que camina a causa de un desplazamiento constante del suelo que no es percibido por las personas. En el pueblo se respiraba un aire colonial castizo, su plaza de Armas, los tótems eclesiásticos de rigor, la gran iglesia, sus comercios alrededor con algún hotel pintado de rosa y signos en las paredes de elecciones ya pasadas. Lo primero que despertó mi curiosidad fueron unos grandes setos que rodeaban la plaza. Estaban cortados con la forma de un ángel; otros, una llama; otros, una pantera. Pregunté a Manuel qué significaba. Me respondió que el jardinero era escultor y le habían dado este trabajo. Eran verdaderas obras de arte, que daban al lugar un aspecto mágico y misterioso.

Nos acercamos a ver al primer chamán, que vivía en una callejuela del centro. Manuel era como un niño, mostrarle por primera vez a un gringo su pueblo era para él un privilegio. Me contaba que había épocas en el año en que no quedaba ni un lugar donde hospedarse; decía que se formaban verdaderas peregrinaciones, que venían de todas las partes de Perú. Una especie de Lourdes a la peruana y un lugar de culto que también fue de las culturas precolombinas. Gente de todo tipo y estatus en busca de sanación espera que un chamán les cure los males de amores, males de dinero, males de la vida, y limpie sus miserias. Incluso el expresidente Fujimori venía con su helicóptero a ver a su chamán particular, para que le sacara los dardos de maldad de sus enemigos. Siguiendo su relato, me contó que por esas épocas el San Pedro sube de precio.

En las veladas colectivas nocturnas, los chamanes desenvainan sus espadas y limpian los males de los pacientes en medio de un ritual narcotizado por el San Pedro.

Mientras me comentaba todo esto, estábamos pasando por una calle cerca del centro, donde había letreros de diferentes chamanes que ofrecían sus servicios.

Me llevó a una tiendecita, no lejos de la plaza de Armas, que parecía una barbería. El suelo era de tierra con unos bancos de madera y había gente esperando en la salita de espera. Mi primera entrevista sería a un adivino; según Manuel, era el mejor del pueblo. Le faltaba un ojo porque el San Pedro le dio un rayo de luz para que tuviera buena vista en las tinieblas. Desde entonces, nunca más pudo convidar al San Pedro. Había curado a mucha gente con su visión en las oscuridades.

Tenía enfrente a una niña con su madre, quien llevaba un sombrero de paja enorme, mediría cuarenta centímetros. Del sombrero salían unas trenzas negras, que acompañaban a una cara angulosa de tez morena, bañada por el sol de la altura y el frío. Los ojos eran pequeños y tenía una buena nariz incaica. Llevaba un vestido de color rosa y unas faldas con dobladillos que me recordaban las faldas del Oeste americano, aunque estas eran más cortas porque podía ver los tobillos de la mujer campesina. La niña me miraba con sus ojos redondos con cierta curiosidad y desconfianza.

Nos dejaron pasar a la consulta de don Federico. No debía tener más de dos metros cuadrados, y en el centro, una mesa de madera medio carcomida por los años. Vi a un hombre pequeñito, mayor, con unas gafas de vidrio amarillento, de montura dorada que le cubrían casi toda la cara, el ojo derecho estaba cerrado. Me presenté y le pregunté si podía hacerle unas fotos y si podía mostrarme un poco su trabajo. Sacó unas cartas españolas y me pidió que las mezclara; se las devolví. Las depositó una a una en la mesa y se quedó pensando reflexivamente. Me dijo cómo era yo, me habló de valores que yo desconocía en ese momento, de cosas personales mías, de cómo transcurriría mi vida. Tuve la sensación en esos instantes de que las cartas que estaban en la mesa adquirían una luz resplandeciente, venida de no sé dónde. Salí un poco perplejo del lugar, con ganas de saber más de lo prohibido, pero

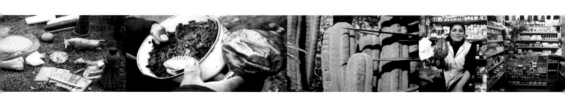

lo que nos depara la vida, aunque nos lo escribieran, seguro que no podríamos llegar a entenderlo, solo sería una anécdota más de tu presente. Estaba cansado; el día había sido largo y a la mañana siguiente iríamos a conocer las lagunas de las Huaringas. Soñé con los ancestros del lugar, unos sueños que por la mañana vería hechos realidad.

Era una mañana fría, lluviosa, habíamos contratado un taxi que nos dejaría a pie de un sendero, por el que me esperaba una caminata de tres horas para llegar a las lagunas. Un valle angosto, cubierto de montañas. Manuel me comentó que podía alquilar unos caballos si queríamos, pero preferí ir andando. El taxi paró cerca de unos caseríos. En la zona todos se dedicaban al negocio del chamanismo del San Pedro. Yo era un novato en esa época y tampoco sabía muy bien qué preguntar y qué hacer con la información adquirida, pero mi cámara en la mano era mi escudo y mi cetro de poder en ese momento. Ojos bien abiertos, oreja afinada, intuición de la presencia, coraje.

Me comentaron que podía encontrar al chamán de Fujimori en uno de esos caseríos, así que me fui a ver si daba con él, ya que el sendero hacia la laguna pasaba cerca de su casa. Un caminito estrecho, sin mucho desnivel nos llevaba hacia el valle; la vegetación era selvática, con árboles más pequeños de lo que estaba acostumbrado a ver en otros lugares, líquenes grandes, arbustos retorcidos que se entrelazaban a otros árboles, lianas cubiertas de telaraña.

Avistamos la casa de don Guillermo, hecha de bambú y madera, de dos plantas. Los caballos en el porche relincharon a nuestra llegada. Llamamos y apareció un hombre alto, fornido, con un poncho verde y sombrero de paja. Me presenté, risueño; con mirada desconfiada, dudó unos instantes de mis intenciones, pero accedió a mostrarme su mesada.

Nada más entrar en la casa, te encontrabas en un salón grande, al menos cabían treinta personas, supongo que era el espacio que utilizaba para sus ceremonias. En esos momentos, estaban sentadas allí dos personas, a las que me presentó como alcaldes de algún pueblo del que no recuerdo el nombre. Estaban allí como pacientes, para que el maestro Guillermo les hiciera un trabajo de limpieza chamánica. Bajamos al sótano de la casa, una especie de cueva labrada en la roca, y con una luz tenue me mostró sus instrumentos de cirujano. Espadas, vírgenes, huacas y el San Pedro como guardián. Me dijo que justamente iba a hacer un trabajo a esos señores, en la laguna, y que si quería le podía acompañar. Era mi día de suerte, tendría el privilegio de fotografiar al consejero espiritual de Fujimori, que supuestamente había participado en decisiones de Estado en Perú.

Aún quedaba una hora de camino para llegar a la laguna, la pequeña selva se diluía para mostrarnos uno de los lugares más venerados por los ancestros y en la actualidad, donde los huancapampas, mitupampas y maraypampas se asentaron a lo largo del valle interandino. Unos hombres y mujeres que dieron vida a un enigmático lugar. El lago de aguas negras, acunado por las montañas, parecía una perla azabache que irradiaba luz a los apus. En ese instante, entendí por qué era un lugar sagrado; decían que el que se baña en el lago de las Huaringas limpia sus maldades en las heladas aguas, que absorberán todas las enfermedades y nacerá una perla negra en el corazón, que relucirá toda una vida. Por eso, hacer una vez en la vida el peregrinaje a las Huraringas forma parte de los objetivos de muchos peruanos.

Un caballo porteador transportaba las herramientas del maestro. Junto a una ladera, en unas rocas, el maestro Guillermo depositó sus objetos de poder, sacó una maraca resplandeciente de bronce que parecía un sonajero. Cuando la movía brillaba como el oro, las conchas eran de *Spondylus*, una concha que utilizaban los incas como sagrada. Empezó con sus rezos, unos rezos que a veces eran ininteligibles, para invocar a los espíritus, a los ancestros, a las plantas, a Dios como absoluto. En un estado de trance, parecía como si el lago respondiera a sus encantamientos. Los alcaldes se desnudaron: uno era gordito y grande, con cara voluminosa; el otro era delgadito, con cierta expresión amarga. ¡Con el frío que hacía para quedarse en calzoncillos! Les dio la concha con tabaco líquido para que inspirasen por cada orifico de la nariz. Las lágrimas que caían dc sus mcjillas cran dc color rojo, con expresiones de sufrimiento. Don Guillermo agarró una botella de agua florida, tragó y les roció

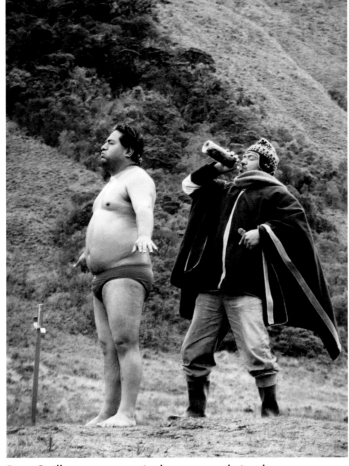

Don Guillermo, preparándose para el ritual,
en las Huaringas.

el cuerpo como el faquir que lanza fuego por la boca. Una y otra
vez cogía la botella, rociaba el líquido en la laguna y luego sobre
el paciente. Después les indicó que repitieran con él una oración y
sacó la espada. Levantándola como si fuera la espada Excálibur,
en nombre de Dios, empezó a pasarla alrededor de sus cuerpos. La
escena era de ensueño; el tiempo parecía que se hubiera detenido en
ese instante. Terminó de pasarles por todo el cuerpo la espada y les
dijo que se fueran a bañar a la laguna, y los dos corrieron como dos
chiquillos. Sus ansias de querer dejar atrás los golpes que da la vida

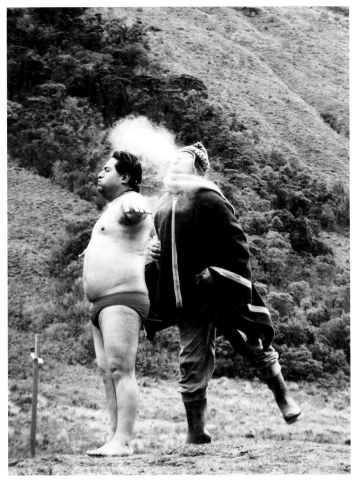

Don Guillermo llevando a cabo el baño de florecimiento
en las Huaringas.

eran más fuertes que el miedo al agua helada de la laguna. Mientras don Guillermo limpiaba sus utensilios como un cirujano que termina la operación, yo admiraba el paisaje donde me encontraba, impactado aún por el espectáculo que acababa de vivir, había tenido la impresión de estar presente en una tormenta energética de agua, cielo y tierra. Después me bañé en las Huaringas heladas y renací como los alcaldes. Entonces, me invadió un sentimiento de paz. De allí volvimos en silencio, en fila india; la laguna nos había hipnotizado con su calma y cada uno llevaba en su corazón la perla negra.

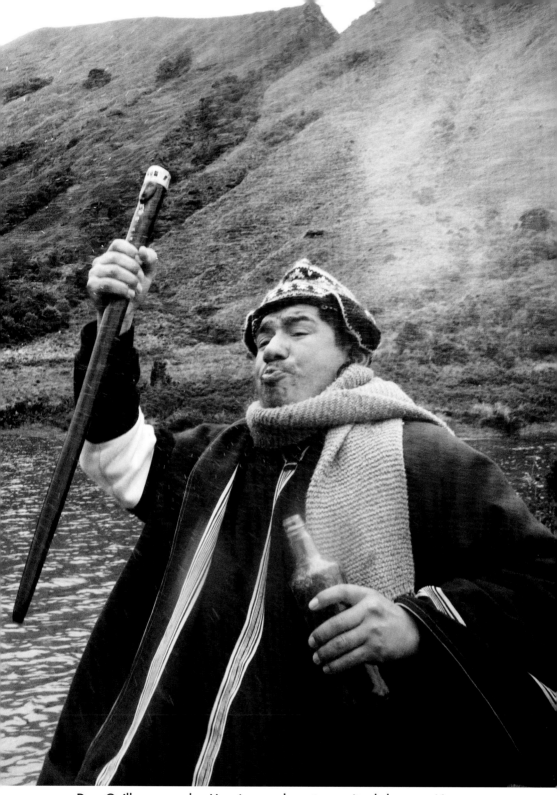
Don Guillermo, en las Huaringas, durante un ritual de sanación.

• DON GUILLERMO •

Entrevista

¿Qué es el San Pedro para usted?

• En el norte del Perú es una planta maestra para la limpieza y la purificación del cuerpo, la mente y el espíritu, un curador superior que trabaja en combinación con el tabaco. La conexión del hombre con la Madre Tierra. Es nuestra herramienta, un puente entre lo visible y el mundo invisible. Te aumenta la sensibilidad. Es un como un sacramento, la «comunión con las divinidades», un canal directo, un misil que si está bien dirigido puede llegar a revelar los secretos mejor guardados de la naturaleza. Cada San Pedro tiene su propia personalidad y su fuerza y, según en qué casos, es ligeramente alucinatorio.

¿Cómo funciona el proceso de curación con el San Pedro?

• La persona tiene que ser compatible con él, ya que no funciona para todo el mundo. Quienes prueban el San Pedro se dan cuenta de que la esencia de la experiencia es una apertura indescriptible de la consciencia y la conexión con la unidad que está a nuestro alrededor y de la que formamos parte. A veces, se pueden encontrar las causas ocultas de algunas adicciones, trayendo elementos de la mente subconsciente a la atención de la mente consciente. El chamán tiene una relación especial con el San Pedro, ya que la planta circula por todo el cuerpo del paciente y cuando encuentra anormalidad le permite al chamán detectarla. También purifica la sangre de la persona que lo bebe; equilibra el sistema nervioso para que las personas pierdan sus temores, sobresaltos y traumas; y refuerza a la gente con energía positiva. Hay miles y miles de personas que durante mucho tiempo están atrapadas en patrones de conducta o en situaciones y no pueden salir de esa rueda, porque por ellas mismas son incapaces de salir de su propio molde. Y hay muchas personas que no harán el cambio, porque no son lo suficientemente fuertes para hacerlo. A través del San Pedro, se puede obtener el valor necesario para hacerse cargo de la vida y moverse más allá de los malos hábitos.

¿Con una ceremonia es suficiente?

• Depende, puede haber curaciones instantáneas, pero un trabajo de curación profunda puede durar semanas e incluso meses después de la ceremonia. Usted comienza, casi sin darse cuenta, una composición de su propia vida de una manera más inteligente. Ese cambio de actitud se muestra en el universo del paciente, en las relaciones que tiene, en su trabajo y en su vida en general, pues ya no volverá a ser el mismo.

¿Es necesario para el maestro tomar San Pedro para tener la visión?

• Es su herramienta. Un ayahuasquero trabaja con la ayahuasca, un tabaquero con el tabaco; es la alianza que tiene el maestro con la planta. ¿Cómo podría trabajar un cirujano sin sus herramientas? Usamos el tabaco, pero es para protegernos de la negatividad y de la enfermedad de la persona, no porque lo necesitemos para tener la visión. Un maestro se forma con sus propias debilidades. Es una formación muy dura, porque, en definitiva, es ir en contra de patrones y hacia uno mismo. Va más allá de la consciencia sensorial o la forma racional de entender el mundo. Todo en el universo está vivo y tiene un espíritu. El regalo de las plantas es ofrecernos una puerta de entrada a lo divino. Sin embargo, una mala planificación del trabajo puede ser peligrosa. Hay que respetar su forma, porque si uno trata la planta solo como una droga, puede sufrir trastornos graves. Hay que ser muy riguroso en todo el proceso.

¿En una ceremonia, además del San Pedro, qué herramientas utiliza un maestro?

• Se utiliza la hoja de tabaco, que se macera con aguardiente o alcohol. Se le llama la shingada y se inhala por la nariz, pues cada fosa nasal tiene su función. Cuando se toma por el lado izquierdo, produce la liberación de energía negativa, así como de enfermedades psicosomáticas, dolores en el cuerpo, malas influencias de otras personas o la envidia. Cuando el paciente la toma, hay que concentrarse en la situación que está pasando mal o en la persona que está produciendo una energía negativa. Cuando se toma a través de la fosa nasal derecha, es para la rehabilitación y como energizante para que sus proyectos vayan adelante. También intensifica los efectos visionarios. Las chunganas se utilizan para invocar los espíritus de los muertos, ya sea de la familia o de los grandes sanadores, para que puedan sentirse a gusto con nosotros. Son para darnos encantamiento (protección y energía positiva) y tienen un efecto relajante al tomar San Pedro.

¿De dónde viene esta tradición?

• Viene de las Huaringas, porque es un enclave mágico. Bañarse en ellas es un rito sagrado como el bautizo. Tienen el poder de sacar todo lo negativo de la persona, por eso las hierbas curativas que utilizo crecen allí. Bañarse en los lagos quita todos los males y todo lo que las personas llevan de negativo, además de los enemigos que van detrás. Después del baño, el maestro te limpia con estas artes: espadas, varas, chontas (varas de bambú), santos e incluso los huacos (los poderes de los antiguos sitios sagrados). Estas artes florecen para cada persona, que, además, es rociada con agua florida (perfume) y maceraciones de hierbas. Luego el maestro da cosas dulces como limas y miel, para que su vida florezca. También los maestros tienen que ir con regularidad a las Huaringas, porque siempre tenemos enemigos entre la gente que se dedica a la curación, y lo necesitamos para protegernos. Hay otro lugar cerca llamado Sóndor, que tiene sus propios lagos y es un lugar donde se practica la magia negra.

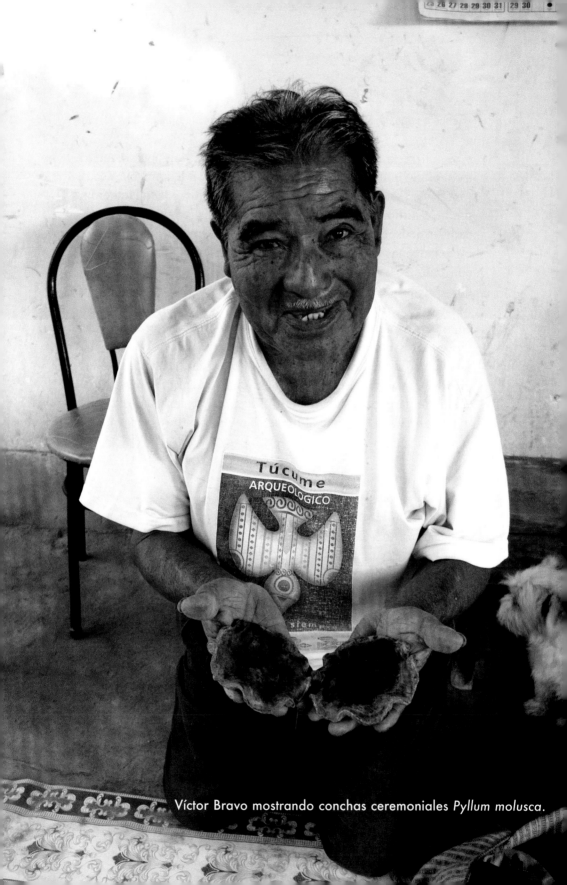

Víctor Bravo mostrando conchas ceremoniales *Pyllum molusca*.

• VÍCTOR BRAVO •

Al salir de Lima, mis cinco sentidos estaban intensamente amplificados, pues era una nueva realidad desconocida para mí. Durante mi primer viaje a Perú, tuve que descifrar los andares de su gente, su logística con los coches, los ruidos, los olores, la luz intensa del trópico. Notaba sobre mi piel la presencia del Pacífico, grande y poderoso, que baña las tierras desérticas de la costa peruana. Me disponía a partir hacia el norte, donde supuestamente encontraría gente que seguía la tradición de curar con el San Pedro. Chiclayo era el punto de partida.

Desde Lima a Chiclayo hay autobuses que viajan toda la noche por la Panamericana. En Perú, esos autobuses te dan la sensación de estar viajando en un avión, pues sus azafatas marcan el itinerario del vuelo. De la imperiosa Lima a un pueblo de casas bajas, donde la plaza de Armas marca el centro de cada ciudad, y está reproducida en todas las ciudades de Sudamérica, como herencia de los españoles.

El calor era intenso, así que dejé mi equipaje en el hotel y me dirigí al mercado de brujos. Dicen los que saben que, en Perú, los verdaderos espiritistas, brujos y hechiceros están en Chiclayo. El mercado estaba rodeado por un anillo de pequeños taxis amarillos. Mientras andaba, encontré la zona que buscaba: el mercado de los brujos, que estaba lleno de paraditas, una detrás de otra. Herboristerías que vendían todo tipo de brebajes, cabezas de cocodrilo, pies de lagarto, plantas medicinales, cactus de San Pedro, etc. Además había una gran variedad de perfumes: para la buena suerte, para el dinero, para el amor, afrodisíacos, un sinfín de preparados para resucitar a un muerto. Creo que, si tuviéramos este tipo de productos de carácter psicosomático en nuestras farmacias, sería mucho más interesante que la cultura Prozac que propone Europa. La gente con dolencias emocionales tendría más diversidad de productos con los que tratar de curarse. Pero en la cultura occidental la gente con mal de amores, problemas familiares o de dinero o de salud a veces van a visitar a tarotistas, videntes o terapeutas de todas clases, pero no se les ocurriría ir a la farmacia.

Como uno no pasa desapercibido en estos lugares, es muy fuerte la sensación de sentirse observado por cientos de ojos que se clavan en diferentes partes de tu persona. Hay que andar esquivando esas miradas, como un *ninja* con su catana, pues muchos de los vendedores están adiestrados en trabajos energéticos que desconozco.

Por la mañana, fui a Túcume, que no estaba lejos, solo a unos cuarenta kilómetros de Chiclayo. La carretera asfaltada estaba en un desierto polvoriento, y se veía a la gente andar por el costado del camino, mirando a ninguna parte, pero seguro que yendo a algún lugar.

Túcume es un pueblecito que convive con las ruinas de un pasado esplendoroso: pirámides de barro diluidas por el tiempo. Hay un pequeño museo dedicado a la cultura chimú, adoradores de la luna como su gran dios y una pequeña muestra de los rituales que practicaban los curanderos de la zona. Lograron una buena organización acuífera, a partir de la gestión del agua, que aún perdura en los canales del pasado chimú.

Vino a buscarme un niño, de unos diez años, de tez morena y ojos brillantes de tanto mirar la lejanía del desierto. Andaba descalzo, y estoy seguro de que podía correr más que yo entre las piedras y el polvo. Durante el camino, la luz del sol pasaba por una bruma de partículas que brillaban suspendidas en el aire, creando una atmósfera de misterio. A lo lejos, se veían montículos de adobe, donde se reflejaba el pasado y que seguramente habían sido lugares de culto. En apariencia, una tierra de nadie, en la que los huaqueros (avispados saqueadores de tumbas) rastrean como hienas los tesoros engullidos por la arena del desierto.

Los chimúes fueron los egipcios de Sudamérica, y muy cerca, en Trujillo, se encuentra Chan Chan, la pirámide más grande del mundo hecha en adobe. En Chiclayo, el Señor de Sipán, dios de la cultura mochica, fue encontrado con más oro que Tutankamón.

Durante mi camino, veía árboles como el algarrobo que se agarran a la vida retorciéndose por la aridez del desierto. A mi derecha, una iglesia; enfrente, una especie de masía, que es el lugar que habita don Víctor. Al entrar en la casa, nos encontramos con una Virgen a escala humana dentro de una vitrina. Allí mismo,

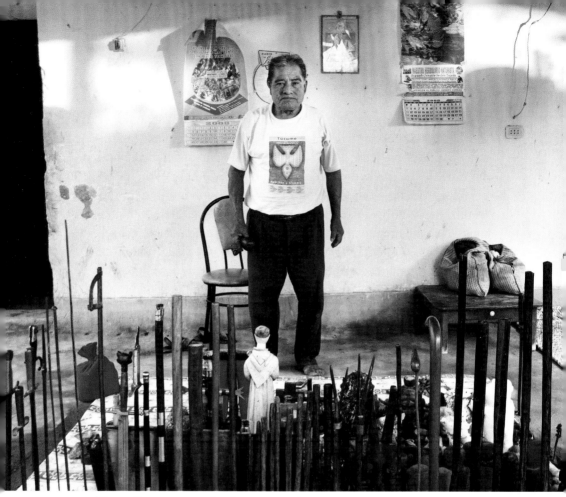

Víctor Bravo, mesada de ceremonias.

apareció un hombre mayor, de poca estatura, que parecía un *hobbit*, con los pies descalzos endurecidos por la arena. Su mirada no era común, daba la sensación de que observara entidades presentes, pero invisibles a nuestra percepción. Su aspecto era similar al de una roca de granito, como esa gente acostumbrada a trabajar la tierra, que no tiene fisuras ante el miedo. Con actitud bondadosa, accedió a que lo entrevistara y a mostrarme su trabajo.

Sus preparativos empezaron por la tarde, pero antes me enseñó una serie de calaveras que tenía guardadas en una vitrina, que eran las cabezas de antiguos curanderos. Me contó que, según la tradición, poseer un cráneo de un curandero era como tener la herencia de los poderes mágicos de ese curandero.

En la trastienda de su casa había un patio con un suelo de cemento liso y el cacareo de las gallinas hacía de fondo a las explicaciones de don Víctor. Marcó un rectángulo con una tiza mientras su mujer le iba trayendo del desván una serie de objetos envueltos en trapos de algodón. Cada pieza que desenvolvía era como un tesoro y una curiosidad. La mayoría eran piezas precolombinas únicas, posiblemente salidas de las huacas. Las colocaba encima del rectángulo que había marcado, haciendo una línea, como una especie de frontera. Llevaba a cabo sus preparativos como un cirujano prepara una operación mientras me contaba que su mesada está considerada una de las mejores huacas del lugar, pues se compone de donaciones de pacientes y herencias de otros curanderos.

Según los antropólogos, Carod-Artal y Vázquez-Cabrera, el concepto «mesa» (del latín *mensa*, «mesa» o «altar») se refiere tanto a la sesión de curanderismo como al altar o tablero donde se colocan los objetos de poder, llamados «artes», que son necesarios para la práctica. Varas, cuchillos y espadas son los elementos necesarios para limpiar del mal al paciente. Se disponen alineados verticalmente en la parte externa de un paño blanco, sobre el que se colocan las artes.

En la religiosidad andina se observa un dualismo entre el bien y el mal; así, la mesa de curación se divide en dos partes: la mesa curandera o hierbatera y la mesa ganadera. La mesa curandera sirve para curar al paciente y contiene imágenes o estampas de santos católicos, hierbas, cristales y perfumes, que a veces proceden de donaciones y que le dan fuerza para salir triunfante en la lucha contra los que provocan el mal. La parte ganadera de la mesa contiene piedras y huacos (cerámicas antiguas, a veces de cientos de años de antigüedad, encontrados en sitios arqueológicos precolombinos y a los que se atribuyen poderes mágicos). Esta mesa sirve para dominar los males y ganar, para lo cual el curandero tiene que hacer invocaciones a los cerros encantados, a las lagunas y a sus santos protectores. Los encantos son los poderes de los cerros, las lagunas y huacas. La finalidad principal de la mesa es curar el daño o hechizo hecho al sujeto, que se puede manifestar en forma de síntomas orgánicos (de carácter psicosomático), mala suerte, problemas amorosos, familiares, laborales, etc.

El maestro curandero convence al paciente de que su enfermedad puede diagnosticarse y tratarse de acuerdo con la simbología presente en la mesa. Una parte importante de la ceremonia es la cuenta, que, en términos del curanderismo, es la acción de contar o narrar una serie de acontecimientos que le han sucedido al sujeto a través de una conversación. En la rígida estructura social del norte de Perú, la acción de contar se refiere tanto a lo que revelamos de nosotros mismos («contamos» nuestra identidad) como a lo que es contado sobre nosotros por los demás. En la vida cotidiana, lo que se dice acerca de alguien influye en cómo se recibe a esa persona en su comunidad.

Según la simbología del curanderismo, el contenido de esas «cuentas», oraciones o conversaciones tiene el poder mágico de enfermar a las personas. El daño es percibido y experimentado por el paciente como una ruptura o un desequilibrio entre la imagen idealizada de sí mismo y la realidad en que vive. Según este simbolismo, la mesa ganadera tiene la acción de «descontar» al paciente de las «malas cuentas», y el banco curandero posee la acción de contar al paciente las buenas cuentas del curandero. Este dualismo le permite al maestro curandero liberar al paciente de la enfermedad y llevarlo nuevamente a la salud, que es el restablecimiento de la armonía personal, social y familiar. En la primera fase, el poder o las cuentas de los objetos y artes del curandero se activan mediante los «tarjos» (combinación de silbidos, cuentas cantadas y oraciones) que cantan y recitan el curandero y sus asistentes, y el acto ritual de «levantarlo», esnifar o absorber por las fosas nasales una mezcla líquida de tabaco macerado junto con otros ingredientes, entre los que predomina el alcohol. El acto de levantar lo realizan el maestro, sus asistentes y los pacientes. A continuación, la poción con el San Pedro la toman el curandero y sus pacientes.

La primera fase se inicia abriendo la cuenta con aspersiones de agua perfumada sobre la mesa y varias invocaciones. Después siguen una serie de letanías emitidas por el maestro, que es un sincretismo entre la religiosidad católica y la andina, que consta de oraciones cristianas, «tarjos» e invocaciones al ritmo del sona-

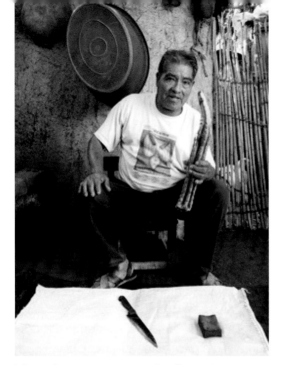

Víctor Bravo, preparación de cocina.

jero tradicional andino o chungana, y actos rituales de levantar la mezcla de tabaco y alcohol por la nariz. De este modo, el maestro llama a sus encantos y activa las cuentas o poderes de sus artes. Todo este acto ritual se desplaza física y espacialmente de derecha a izquierda, desde el banco curandero al banco ganadero. Una vez que el San Pedro se ha ingerido y la mesa está activada, la meta del rito chamánico es invocar la presencia de los espíritus del pasado, que habitan los recintos antiguos o huacas, los cerros y las lagunas sagrados, para facilitar la terapia, promover la fertilidad y guiar los espíritus dentro o fuera del otro mundo. Pasada la medianoche, se inicia la segunda fase, de carácter terapéutico, donde se realizan de forma secuenciada los siguientes rituales:

– El rastreo y el diagnóstico/adivinación de los males que sufren los enfermos mediante cuentas diagnósticas.
– La extracción de los males que afligen al espíritu de los pacientes por parte del curandero.
– El acto ritual de limpiar al paciente con varas y espadas, algunas de origen prehispánico.

- Nuevas levantadas o rituales de esnifar tabaco con alcohol.
- La fase final del florecimiento, donde el paciente se impregna de perfumes y buenos olores, que acontece casi al amanecer.

La cuenta se cierra con aspersiones de perfumes sobre la mesa e invocaciones. Todo este ritual dura al menos seis horas. El maestro curandero toma el San Pedro antes de llevar a cabo la mesa para concentrarse en sus artes, ya que ello le despeja la vista y consigue ver la enfermedad y distinguir si los síntomas se deben a algún mal. El San Pedro sirve para limpiar al paciente del mal, mientras que, para tratar otras enfermedades, como el miedo, la pena o la epilepsia, es necesario el empleo de las hierbas.

Los asistentes o ayudantes del maestro reciben el nombre de rambadores o levantadores, pues ramban o levantan la mezcla de tabaco y alcohol; también se encargan del acto ritual de limpiar al enfermo. Cuando el maestro curandero se jubila, debe llevar de vuelta todas sus artes a las lagunas, para que no se las apropien maestros maleros, que son los que hechizan o hacen mal.

Yo creía que iba a tomar una sustancia desconocida para mí hasta entonces, y sabía por libros los posibles efectos que podía experimentar, pero desconocía qué tipo de sinergia podía ocasionar en mí. Cuando uno entra en lo desconocido, está su capacidad de mantenerse firme y, en lugar de no tener miedo, confiar. Como dice Francisco Montes, ayahuasquero, «Yo soy el piloto, y los que están en la ceremonia, mis pasajeros». Los curanderos son muy estrictos en horarios, siempre celebran sus ceremonias los martes y los viernes a las nueve de la noche. Marte, el planeta de la dualidad; Venus, el planeta del amor.

Don Víctor me enseñó cómo se cocinaba el San Pedro, lo cortó en rodajas y me dijo: «Este San Pedro tiene siete puntas, los siete

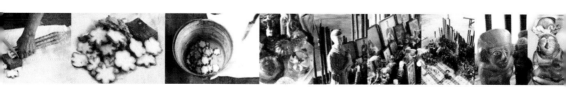

mundos andinos». Según me indicó, era importante que el San Pedro no hubiera escuchado ninguna voz humana, sino la voz del desierto. Lo puse en una cazuela de barro y lo hirvió toda la tarde, con madera de algarrobo.

Todo estaba listo para empezar la ceremonia, estaba oscureciendo y la luna llena salía como un foco para iluminar a los actores. Tenía enfrente a don Víctor y, entre él y yo, la mesada, espadas de madera, espadas de hierro, santos, vírgenes, las huacas precolombinas, cuyo aspecto resultaba fantasmagórico a la luz de la luna.

Me ofreció un vaso de la medicina que habíamos estado preparando por la tarde. Tenía una textura gelatinosa y un sabor dulce, parecido a una sopa de acelgas, así que sin pensarlo mucho me tragué todo el líquido. La brisa me rozaba la cara y el silencio del desierto daba la sensación de tener una música propia. Mantuve un buen rato los ojos cerrados en un estado meditativo.

La sustancia ingerida estaba haciendo su efecto, pues abrí los ojos y de repente vi que los objetos de la mesada estaban cobrando vida. En esos instantes, el maestro empezó a cantar. Tenía una maraca en la mano derecha, era su varita mágica. Con cada chasqueo de la maraca, un elemento cobraba energía. No sé si eran los efectos del San Pedro, pero empecé a entender lo que me parecía que estaba ocurriendo. Cada objeto estaba relacionado con una enfermedad espiritual: el misterio de la vida. Había entrado en un estado hipnótico, solo existía la presencia. Estaba en el aquí y ahora, mi mente estaba tranquila y me dejaba llevar por los encantamientos del maestro. Don Víctor sacó una *Spondylus*, una concha a la que los incas llamaban el oro rojo.

En la concha, derramaba una mezcla de agua florida con tabaco, y se la ponía en la nariz aspirando por cada orificio. Me dio a probar, sabía a mil demonios, me quemaban los orificios y las lágrimas que me brotaban de los ojos me hacían ver al maestro como si hubiera crecido tres palmos. En una mano, la maraca era su batuta y, en la otra, los oráculos. Pronunciaba frases ininteligibles mezclando letanías y rezos. «Vamos recordando mis lagunas, vamos levantando y recordando mis buenas varas con buen tabaco y bien plantado, recordando mis lindas madrugadas y lindos cristales, con buen tabaco y buen perfume.»

Estaba como en un estado de trance, pues había entrado en esos mundos que no vemos, pero que están presentes. Muchos de sus cantos eran incomprensibles y tuve la sensación de entrar en mundos prohibidos a la razón humana. Debían de haber pasado dos horas cuando el ramblero me dijo que me pusiera en medio del patio con los brazos en cruz, sacó las espadas y las empezó a pasar por mi cuerpo. La sensación era como si yo tuviera un plancton en mi alrededor y estuviera sujeto a unos hilos de luz que iban al cielo, como si yo fuera una marioneta. Con su espada, iba cortando esos hilos de maldades, los que pesan más que el plomo. Para mí, la experiencia del San Pedro fue como encontrarme con un señorito del desierto, canalizado en una energía no dual. Una especie de limpiador energético de mi ser, un aporte a una nueva consciencia, que respeta tu integridad y que te sana.

La ceremonia duró hasta altas horas de la madrugada. La noche se fue apagando como un fuego que ya ha ardido y el maestro cerró la ceremonia.

Había alquilado una habitación en un hotel muy cerca de la casa de don Víctor. La noche era calma, la paz venía a mí en la magia del lugar. Soñé con todas esas civilizaciones del lugar, con el Señor de Sipán, aprendí y entendí por qué esa gente llegó tan cerca de las estrellas sin otra herramienta, solo con la conexión con la propia naturaleza.

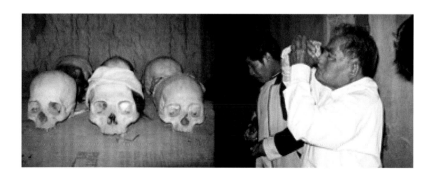

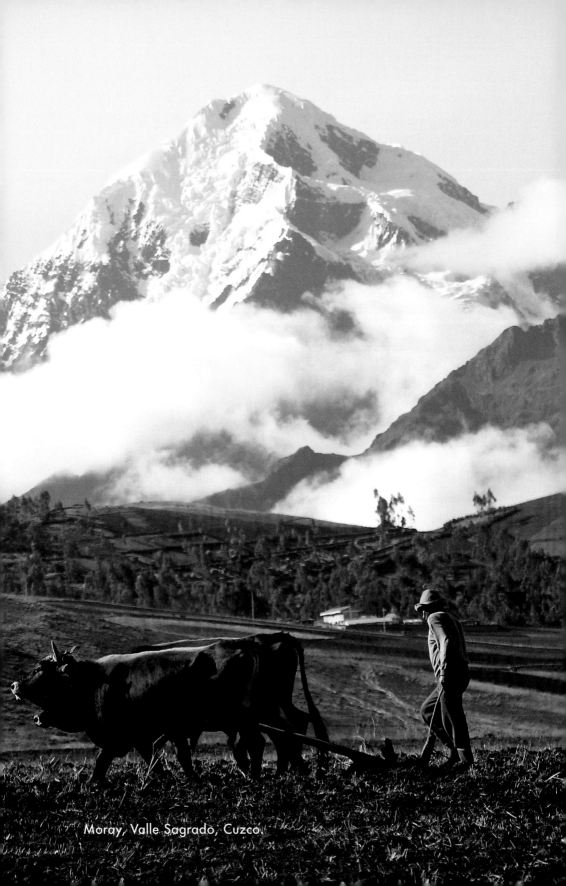

Moray, Valle Sagrado, Cuzco

III
COSMOVISÓN
ANDINA

La sierra

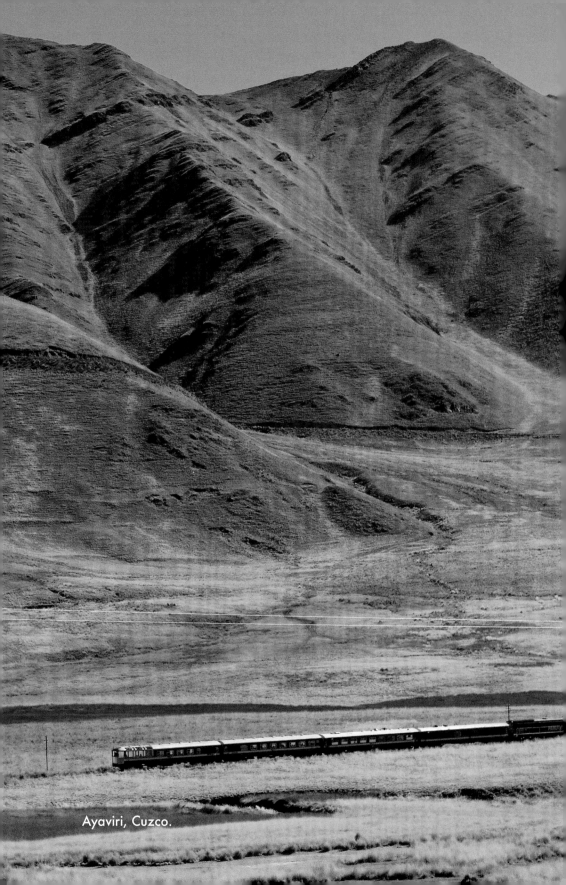

Ayaviri, Cuzco.

1.

INTRODUCCIÓN

Para entender la naturaleza de los Andes peruanos y a la gente que los habita en la actualidad, hay que tener conocimiento del imperio incaico y de otras culturas preincaicas como los waris, cupisniques, chinchas, chavines, chancayanos y cajamarcas. Todas ellas fijaron en los Andes peruanos una amalgama cultural que se extendió por la mayor parte de la cordillera.

En mi entender, lo que realmente caracteriza a la gente de la sierra es su hábitat. Vivir constantemente en alturas de más de cuatro mil metros ha creado con el tiempo un cambio fisiológico en sus gentes. El corazón necesita ser más grande para bombear por la falta de oxígeno y los pulmones tienen que tener más capacidad. Es evidente que estas modificaciones en el cuerpo humano deben provocar un cambio en la percepción de la realidad. En la actualidad, y según los esotéricos y el budismo tibetano, se dice que de la zona de los Andes saldrán los próximos maestros y lamas que guiarán al planeta en el cambio de consciencia. Posiblemente, este sea solo un apunte a la clave en la cosmovisión andina: el principio de reciprocidad. El hombre y la Pachamama (Madre Tierra) son un todo que vive relacionado perpetuamente. Para la cultura andina, esa totalidad es un ser vivo, desde el punto de vista de la naturaleza.

La coca y sus rituales

La coca es una planta con un complejo conjunto de nutrientes minerales, aceites esenciales y varios componentes con mayores o menores efectos farmacológicos, y uno de ellos es el alcaloide coca.

Para el hombre andino, es una planta sagrada, que conlleva una práctica espiritual y ritual en la vida cotidiana, ya sea para celebrar, para agradecer, para rogar o para alimentar a la Pachamama. Se le reconocen múltiples propiedades medicinales y se ha desarrollado con ella una variada práctica médica. Se usa de diversas formas, ya sea masticada, en infusión, quemada, en polvo, en emplastos, para enfermedades de la piel, traumatismos y fracturas, dolencias del aparato digestivo o del sistema circulatorio, etc.

«En la cosmovisión andina la coca es parte de un espacio, tiempo y lugar, y por lo tanto está llamada a cooperar con su sociedad. Esta interrelación e interdependencia con su entorno es lo que hace que la hoja de coca sea vista como un obsequio, que simboliza amistad y generosidad. Este acto de compartir y consumirla en grupo refuerza los lazos de confraternidad y confianza entre las comunidades andinas, elementos esenciales para mantener la unión entre ellas» (Heitzeneder, Ángela, 2010: 35).

La hoja de coca representa para los indígenas la fuerza, la vida, es un alimento espiritual que les permite entrar en contacto con sus divinidades: Apus, Achachilas, Tata Inti, Mama Quilla, Pachamama.

Otra de las funciones que se le otorga a la coca es el uso de sus hojas como oráculo. Los especialistas en la lectura de coca son servidores de los dioses tutelares, entre el mundo natural y el mundo sobrenatural. El ritual de la lectura se realiza sobre un pequeño tejido especial de aguayo, llamado incuña (tipo de tejido único y realizado en telar). Cada parte posee su significado propio. Las mitades: arriba (el cielo), abajo (la tierra), la izquierda y la derecha (la dualidad), tienen su propia significación. Las divinidades andinas y cristianas se encuentran en este ritual, enlazándose en un sincretismo habitual, presente en la cultura aymara y quechua. Cada yatiri (médico, vidente) desarrolla su lectura descifrando todas las combinaciones posibles que adopta la caída de las hojas, que es efecto de una combinatoria azarosa. El simbolismo de la hoja de coca obedece a una lógica en la que es importante la forma de la hoja, su color, sus pliegues, los pequeños orificios y las marcas que pueda tener, su tamaño, su olor y sus recortes; todo está relacionado a significaciones predeterminadas.

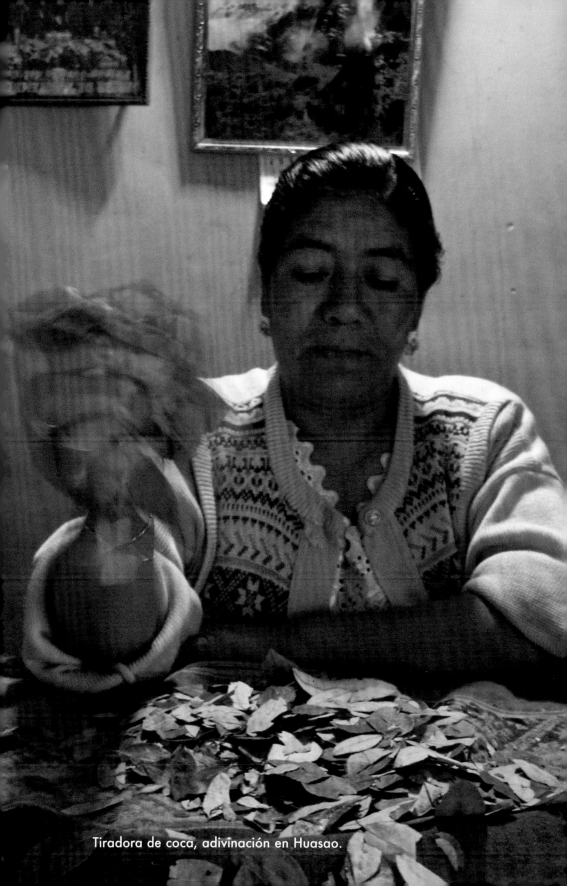

Tiradora de coca, adivinación en Huasao.

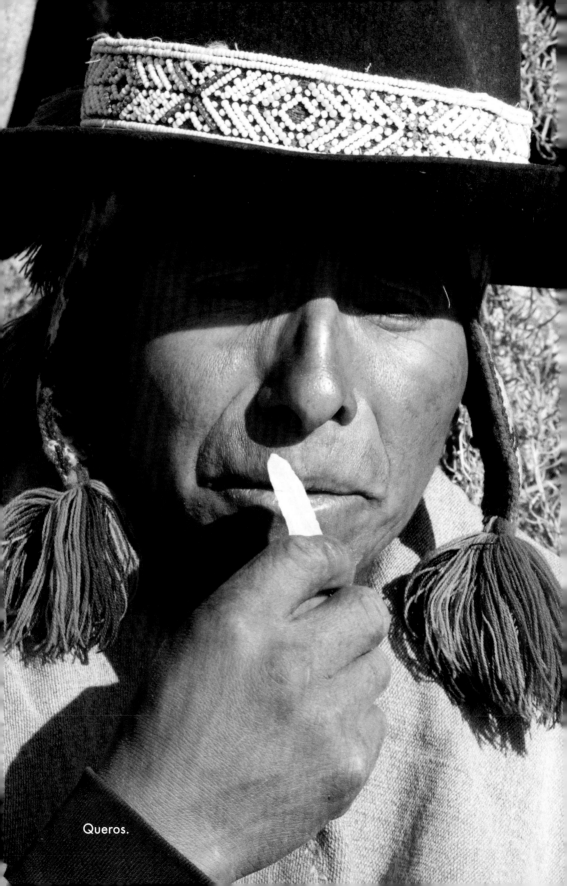
Queros.

2.
Relatos
y entrevistas

Queros, Cuzco. Pagos a la tierra

Estaba llegando a Cuzco en avión. El cielo era de un azul intenso, casi negro, y desde la ventanilla vislumbraba la fortaleza de los Andes majestuosos y, en las cimas, la nieve. Pude ver el pico más alto de esas montañas, el Ausangate, el gran apu sagrado (así es como le llaman los queros). Hacia esa montaña pensaba dirigirme, porque en una ladera de su valle, a 4.500 metros, vive la etnia de los queros.

Mientras planeábamos sobre Cuzco, intentaba ver la figura del puma, del que habla Fernando Elorrieta, un investigador de la cultura incaica, quien se dio cuenta de que las ciudades creadas por los incas, vistas desde el cielo, tenían forma de animal mitológico. En Písac, un cóndor, y en Ollantaytambo, una llama. Pero, para mi decepción, la forma del puma había desaparecido.

La pista de aterrizaje se encontraba en medio de la ciudad. Al aproximarnos, lo que es pequeño en el aire se amplifica en la bajada: casas bajas con techos de hojalata. Había llegado a la capital de lo que fue el Imperio inca.

Al salir del aeropuerto, respiré la primera bocanada del aire seco y áspero de las alturas. Un taxi me llevaría en dirección al barrio de San Blas, situado en el centro de Cuzco. Por el camino principal, a mi derecha, vi lo que había sido el Templo del Sol, aunque en la actualidad hay una iglesia, como en muchos de los lugares de culto que tuvieron los incas. Las piedras graníticas que la sustentaban habían sido hechas por incas solo con una, te puedes imaginar la magnitud y el conocimiento que tenían sus gentes. Cada bloque era como si tuviera vida propia, con unas dimensiones que no había visto jamás y una perfección de anclaje de unas con otras que era imposible de entender. La explicación que más me ha impactado, después de haber escuchado millares de teorías, es que los incas lograron controlar el átomo. Las piedras eran tratadas como seres vivos, rezadas y bendecidas, y se les daban las indicaciones exactas para que se ensamblaran mutuamente.

Llegué a la plaza donde había llegado Pizarro, el conquistador. La plaza de Armas, rodeada de iglesias monumentales, que eran un símbolo de la colonización de un imperio. El gran triunfo de los saqueadores de oro, almas convertidas por la espada a un nuevo dios. Tenía la impresión de estar en Trujillo, de donde partió Pizarro. A pesar de la colonización, hay algo en Cuzco que no ha podido ser borrado, y es que, en cierto modo, se nota aún la presencia del inca. El barrio colonial de San Blas, el más antiguo de la ciudad, nace en la plaza, y sus escalinatas van subiendo la colina.

El taxi me dejó allí. Con una mirada de 365 grados veía gente que aún conservaba su traje regional, las mujeres con sus polleras de colores y los sombreros de copa, caras que podían recordar la mezcla de varias culturas, un extremeño, un inca o un gallego. Los cuerpos de pecho ancho parecían tener en su interior dos bombonas de oxígeno escondidas debajo del vestido. Cuando subí la escalinata, lo entendí: a 3.800 metros de altura hay que tener dos bombonas, porque con una no basta. El soroche, o mal de altura, te marca el respeto a la altitud.

Con los andares de un viejecito, fui escalando las colinas del barrio de San Blas, que me recordaron a los blancos pueblos andaluces. Tenía una reserva, en una casa de huéspedes que me había recomendado un amigo, con el que luego viajaría a la comunidad de los queros. Era una casa colonial hecha con maderas nobles, un patio central y una entrada de luces, que aún conservaba la talla de la herencia española. Los muebles estaban hechos con maderas tropicales de alta ebanistería. Mi cuarto estaba diseñado a la vieja usanza española colonial, con una cama ancha para soñar con tierras lejanas.

Cuzco se encuentra situado entre laderas desforestadas, rodeada de chacras donde se planta maíz, patatas y quinua.

Los árboles autóctonos han desaparecido, sustituidos por eucaliptos, que en pocas generaciones dejan el subsuelo inservible, pero que son muy útiles por su rápido crecimiento. Es sorprendente la velocidad con la que puede cambiar la fisonomía de un lugar con solo cortar la vegetación autóctona. He visto algo similar en Chiapas, México. Si se pregunta a los lugareños por los bosques de pinos, donde solo en la generación anterior había existido la selva, te dirán que el pino es un árbol autóctono.

Fui a visitar la fortaleza Sacsayhuamán, situada en lo alto de la ciudad y que es anterior al Imperio inca. Impresiona por sus dimensiones, pues era un lugar de uso ceremonial. Apunta William Burn que los arquitectos de aquella época debían de tener conocimientos de geometría sagrada. Todo forma parte de un todo, como si hubieran pretendido crear un espejo ante la propia naturaleza. De hecho, los incas fueron la última cultura que desarrolló su domesticación a través de la observación para integrarla en un todo. Ellos buscaban integrarse en la naturaleza, en su amplia dimensión, no destruirla, no ir en su contra. Fusionarse y modificar con la fuerza misma. Un árbol tenía muchas más funciones de las que nosotros vemos, y la natalidad estaba controlada porque sabían que un exceso de población podía destruir su ecosistema. Conocían la rueda, pero no la utilizaban porque era una forma sagrada y creían que si activaban esa energía destruiría el mundo.

José Estermann, un estudioso de la cosmovisión andina, da una visión clara para entender los conceptos que explicaba anteriormente, sacados de la cultura popular actual, de la gente a la que me he ido encontrando por esos parajes.

«El andino nunca interpuso instrumento alguno entre él y la naturaleza. Su relación con esta es vital, ritual, casi mágica.»

Gracias a sus avances de percepción, una gran parte de los vegetales que se consumen en la actualidad fueron domesticados por los incas. Crearon un laboratorio en Moray, cerca del valle sagrado, una especie de pirámide invertida de grandes dimensiones con terrazas circulares, en las que en cada andén hay un grado menos de temperatura. En ese laboratorio, domesticaban las plantas y elaboraron los primeros transgénicos sin tener que modificar las plantas celularmente, porque las plantas nos dan comida, las plantas cantan, las plantas nos oyen, las plantas nos protegen, nos dan medicina. Fueron la última civilización chamánica, con un impresionante desarrollo de la agricultura.

Con mi amigo Alejandro, llegamos al Templo de la Luna, que estaba cerca de Sacsayhuamán. La arquitectura era difícil de entender por el expolio que ha sufrido. Un montículo de piedra granítica, que tenía una cueva en su interior, y en el fondo, una pequeña sala con unos banquillos de piedra tallada en la roca, que seguramente era un lugar sagrado donde se hacían las ceremonias con una luz que entraba cenitalmente. No te dejaba indiferente la sensación de la penumbra y el frío de la roca pulida, en una posición de meditación podías escuchar un zumbido dentro de ti. Seguramente era como una nave espacial, que tenía sus funciones astrológicas. Los incas decían: «¿Para qué utilizar la rueda si nosotros podemos viajar mucho más rápido con el espíritu?». No es de extrañar que los cronistas de la época dijeran que era una gente muy supersticiosa. Nos han educado para no ver más allá de nuestros sentidos; ver más allá es ir al abismo de nuestras creencias. En la actualidad, las industrias armamentísticas y farmacéuticas son las que nos dan la cosmovisión de la realidad. Todo lo que no se puede ver ni comprobar empíricamente no existe. En cierta forma, los que ven alguna cosa fuera de estos parámetros son tildados de herejes, que es la eterna confrontación ideológica.

Al salir del Templo de la Luna, podías imaginarte todas las deidades que cubrían el lugar. Si los incas eran capaces de hacer esa belleza con las piedras, no imagino cómo debían de ser sus esculturas. En nombre de Dios, los inquisidores trituraron con afán cada piedra hasta dejar los símbolos convertidos en arena. Como Atila, arrasaron todo, para modificarlo a su imagen y semejanza, prados para las vacas y chacras para plantar el trigo. Sin embargo, en la actualidad continúa ese colonialismo de libre albedrío sin ninguna barrera que pueda pararlo. Los incas progresaban con el planeta, no como nuestra civilización, que progresa sobre el planeta. No pretendo idealizar la sociedad que fue, es difícil de adivinar, pero de lo que no hay duda es de que su aportación a la globalidad social hubiera sido mayor y en cierto modo las semillas que quedaron vuelven a resurgir, aunque se cortara la cepa.

A la mañana siguiente partimos hacia el Ausangate, el país de los queros. Dicen que son los descendientes directos de los incas. El antropólogo Óscar Núñez los descubrió a mediados de la década de 1950, un pueblo perdido en los Andes peruanos con rasgos típicos de la cultura incaica. En 2007, esta nación fue declarada patrimonio cultural de Perú.

Las mañanas son frías en Cuzco, el sol en las alturas está mucho más presente; era época de sequía y la luz perforaba mi sombrero. Alejandro colaboraba en una pequeña comunidad quero, por eso tuve acceso a ellos; si no, hubiera sido difícil presentarse sin acreditación.

Había quedado con Alejandro y un quero llamado Silvio, que sería nuestro guía. Llevaba un sombrero de fieltro rodeado por una cinta negra con una línea blanca de colores, un poncho colorido y pantalones de lana.

Realmente su vestuario era vistoso: en él se combinaban rojos, azules, verdes, amarillos, en una serie de estampados tejidos con lana y sandalias de cuero de llama. Pregunté por su atuendo, ya que nada de lo que llevaba parecía haber sido comprado en un almacén. Para ellos, comprar productos que no son manufacturados por su comunidad o comunidades vecinas, tal como el consumo de alimentos, es un dinero que se pierde. Silvio dijo: «Si se compra una gaseosa, ¿adónde se va ese dinero? A unas manos que desconozco. Si compro unos pantalones, las tejedoras de mi pueblo dejarán de coser y vendrán otros para que trabajemos para ellos y nos quedaremos sin trabajo». Realmente, la explicación que me dio era de suma lucidez y es una de las bases del desastre económico de la sociedad occidental. Somos esclavos de un faraón, a quien no conocemos y al que engrosamos cada día más, para que cree nuevas realidades para consumir cosas que no necesitamos para vivir.

Antes de salir, Silvio me ofreció hoja de coca para masticar. Llevaba un fardo lleno de hojas de coca, compradas en el mercado de Cuzco. Actualmente, la coca proviene de la selva, arrasan y desforestan miles de hectáreas para cultivarla con fines lucrativos, desvirtuando la esencia de la planta sagrada. Con unas manos forjadas en la tierra y endurecidas por las piedras, seleccionó tres hojas, con el índice y el pulgar las juntó haciendo un trébol, estirando el brazo hacia el cielo las sopló, con una plegaria quechua las dobló todas juntas y se las puso en la boca para masticarlas sin tragarlas, haciendo una pasta. Repitió la acción cada vez que ingería las hojas, hasta que le quedó como una bola de pimpón en la mejilla derecha. Viendo el panorama, repetí, como buen sapiens, los mismos actos hasta llenar mi boca, como un rumiante. El sabor era amargo. Mi percepción cambió, mis sentidos estaban agudizados, pero al mismo tiempo me sentía flotando en una nube, una frecuencia perceptiva, que no entendía muy bien, pero que me relajaba. Había tenido una experiencia similar en Yemen con el qat.

La carretera se enraizaba serpenteante para subir la montaña y el motor de nuestro taxi se ahogaba por falta de oxígeno, porque cuatro mil metros son muchos. Traspasar el umbral de la montaña no era tarea fácil, aunque la carretera que terminaría en Brasil pasando por puerto Maldonado, estuviera recién hecha. Los ejércitos de depredadores serranos se preparaban para bajar a saquear las riquezas de la selva, como ha ocurrido cuando la terminaron.

Después de cuatro horas llegamos a puerto. Mi amigo Alejandro me comentó que estaba intentando poner unos carteles para los camiones, para evitar accidentes, porque ya habían ocurrido algunos atropellos. En esos parajes, el coche todavía es algo nuevo, y más peligrosa aún es su velocidad.

Una tierra áspera por el frío, un valle en el que el viento cuando sopla se convierte en cristales que se clavan en la cara. En la década de los 1960, volvió a repartirse la tierra fuera de caciquismos y le ha quedado una chacra pequeña para una familia. Sin embargo, esa chacra será su compañera para una vida, le dará de comer, porque plantará maíz, patatas, cilantro, y la tierra le devolverá sus cuidados para que pueda mantener a los suyos. Serán días de dureza, porque el frío supondrá un gran reto y seguramente esa misma tierra albergará su muerte. El buey, amigo fiel, tirará del arado y las llamas le proporcionarán carne y abrigo. El Ausangate, impertérrito con su perpetuo manto blanco, es el gran apu.

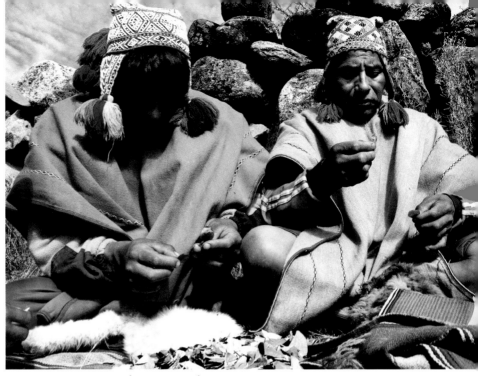

Queros, ceremonia de pagos a la tierra.

Los cerros eran sagrados para los incas, lugares de culto; eran la unión con el cielo y la tierra. Viniendo de Europa, los primeros españoles debieron de quedar estupefactos con tanta magnitud.

Llegamos al lugar en que se encontraba la comunidad. Justamente, estaban construyendo una casa de adobe. Allí aprendí lo que es el ayni, que significa compartir con el otro: tú me ayudas y yo te ayudo, sin dinero de por medio, una forma de trueque, pero con un espíritu social y místico. Era una buena oportunidad para compartir y encontrarse.

La casa contigua a la construcción no tenía más de dos estancias, así que me quedé durmiendo en una especie de pajar. Hacía frío. La nieve tropical es diferente, es como bañada en calor, la altura me había integrado el hábito de mascar coca. Por la noche, millares de estrellas salieron a recibirme en el calor del horno de pan y el rumor de una lengua ininteligible para mí. Me dormí con el fuego, lo más sagrado.

El cacareo de un gallo, despertador agrícola, me llamó a un amanecer multicolor con la presencia del Ausangate, que en su

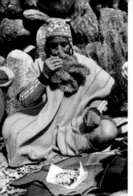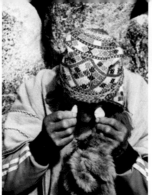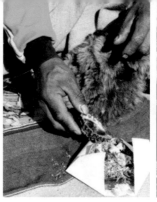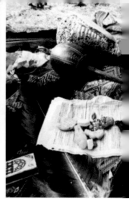

Ritual, pagos a la tierra.

cumbre recibía el primer rayo de sol. Los queros ya hacía rato que
estaban despiertos, oía las paladas de tierra mezcladas con la arcilla para hacer los adobes. Olía a pan recién hecho, por las mamitas
que preparaban el desayuno. Bajé y de repente me encontré con
dos llamas que me miraban como a un intruso, mientras movían
la boca de un lado para otro. Era la primera vez que veía este tipo
de animales, tenían el pelo como una oveja, el cuello largo como
una jirafa y cara de canguro. Pasé de largo, pues no parecían muy
amigables, y entré en la casa. Las mujeres estaban preparando
unas pastas de quinua, el cereal por antonomasia de los Andes, que
fue el principal alimento de los incas.

Disfruté de esas pastas de quinua y de la sopa de chuño, una
variedad de patata obtenida con métodos antiquísimos, en un
ambiente propicio como es el frío de las noches andinas, la poca
humedad y el abrasante sol del día, bajo un cielo limpio y diáfano.

Salí de la casa para ver cómo iban los trabajos de construcción, en los que debía de estar participando unas treinta personas.
Unos estaban con una azada sacando la tierra del bancal, para
luego depositarla en un montículo, donde la mezclaban con paja
y arena. De allí, sacaban el adobe, que, una vez bien mezclado,
servía para la argamasa, con la que rellenaban un molde de madera
rectangular de unos 30 × 50 centímetros. Luego sacaban el molde
y quedaba la forma de un ladrillo hecho de fango, al que dejaban
secar a la sombra para que el agua no se evaporara muy rápido y
no se resquebrajara. Otros estaban en una cadena, pasándose los
ladrillos de adobe, que colocaban haciendo la pared. Otro grupo
se ocupaba de la madera: pelaban vigas de eucalipto y les quitaban
la corteza. Me puse a ayudar un rato, para pagar mi desayuno, así

que me dieron el primer ladrillo de adobe. Con la ligereza con que lo manejaban pensé que no debía de pesar mucho, pero al cogerlo ¡casi me lesiono!, pues cada uno debía de pesar treinta kilos. Tuve claro que esa gente era diferente, gente tallada en la piedra, en las alturas y con una fuerza casi sobrehumana. Alimentados con la quinua, que era el oro de los incas, el sol ardiente, el viento gélido de las mañanas y esas noches que dejan ver la inmensidad del universo, jardín de estrellas.

Toribio era mi interlocutor para organizar el ritual, así que partimos hacia el pueblo más cercano a comprar las ofrendas que se necesitaban para la ceremonia. En el centro de la villa había un pequeño mercado, donde se encontraban unas paraditas especializadas en la venta de productos para los despachos o pagos a la tierra. Pero en realidad no eran puestos especializados, pues era evidente que el ritual de pagos a la tierra era algo muy común en la provincia, pues había muchos puestos que vendían lo necesario para celebrarlo. La tendera era una mujer viejecita, con un sombrero de copa blanco, y tenía alrededor todo tipo de bolsitas envueltas en papel de periódico. Mi amigo Toribio iba pidiendo a la señora la lista de lo que necesitábamos: agua bendita; dulces de colores; hojas de coca, la planta sagrada mediadora de los espíritus… El ritual ya había empezado, cada papel de periódico desenvuelto contenía un secreto. Figuritas de porcelana, plástico o plomo, varios objetos (dinero, monedas, amuletos, piedras de colores), comida (pan, galletas, frutas), flores, perfumes, semillas de sésamo, lino, trigo, lentejas, porotos, garbanzos, arroz, huairuros. Luego fuimos a comprar la cerveza y la chicha, y salimos del pueblo con nuestras compras.

Cada vez que alzaba la vista, veía el Ausangate, omnipresente. El reflejo de la nieve generaba destellos de luces, que pa-

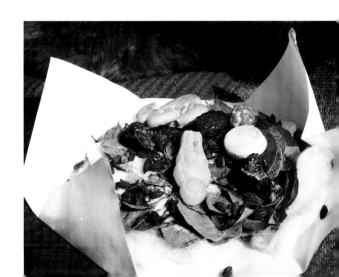

recían un código morse, que seguramente los incas descifraron. En el valle sagrado, se encuentran varios relojes agrarios que funcionaban con los solsticios, y los incas, según cómo llegaba la sombra a una parte de la montaña, sabían cuándo debían plantar. Me preguntaba si era la altura o mi cambio de percepción, pero en esos lugares percibía una energía muy presente, como si lo invisible se manifestara y lo sentía como algo muy real.

Cuando llegamos a la comunidad, Toribio me presentó al maestro de ceremonias. Un hombre de mediana estatura con cara angulosa y nariz incaica, que parecía que hubiera sido tallado por un escultor maderero. Empezamos a caminar por un paraje lunar, en el que las piedras eran cantos rodados de dimensiones enormes, piedras graníticas. A cada paso, íbamos observando las apachetas, estas señales o marcas que son una pequeña acumulación de piedras que forma por lo general una pirámide. Juvenal es una ofrenda de los espíritus de la naturaleza a la montaña. En el centro del valle, pasaba un río caudaloso, cuando hay lluvias torrenciales debe arrastrar y mover parte de esas piedras. Además de Toribio y el maestro de ceremonias (*pacco*), nos acompañaba otro quero, que se movía como el viento, pues era como si fuese etéreo. También, venía detrás, un niño que habíamos encontrado por el camino. Tenía los mofletes rojizos y quemados por el sol y el frío, con un moco que le colgaba y que parecía que formaba parte de su nariz, ya que estaba petrificado.

Por fin, vimos dos rocas graníticas de unas dimensiones de dos metros cada una. Entre ellas había una separación de cuatro metros, en una explanada, rodeadas de una pared seca hecha por los queros. Parecía un sitio ideal para realizar la ceremonia. Sacaron sus mantas de vicuña para sentarse en ellas, el *pacco* se puso en medio, Toribio a la izquierda y el hombre del viento a su derecha. Sacaron una especie de unku, o manto inca, un papel blanco donde depositaban las ofrendas que compramos en el mercado. En cada depósito, se cogían tres hojas de coca, se las soplaba mirando al cielo y con una campanilla se les daba la bendición. El maestro de ceremonias operaba como los budistas cuando hacen un mandala. Todo tenía un sentido en la mesa de trabajo, que representa en sí una forma de altar, un lugar sagrado, una paqarina, un útero simbólico en la tierra y pachachaka, un puente o contacto con las instancias superiores. Mientras, Toribio cavaba de manera circular, a una profundidad de medio metro aproximadamente, por un metro de diámetro (como si se preparase una pachamanca en la tierra), un punto abierto y expuesto al sol.

Todo transcurría para mí en un ambiente mágico, como si fuera un sueño, no sé si eran las hojas de coca. La ceremonia tenía una sinergia para activar los elementos: el fuego sagrado, según la tradición, permite que la tierra se eleve a las montañas, al cielo. Hicieron dos hogueras, una pequeña en la que hicieron arder un palo santo, ramas de laurel, romero, olivo, eucalipto y tabaco. Y otra más grande que serviría para quemar el despacho.

Toribio me contaba que había que:

- Activar el aire. Por el fuego mediador. Hay que encender el incienso, ya que, gracias a los olores, la tierra se sensibiliza al recordar sus maravillas.
- Activar el agua. Primer brindis con la tierra. Hay que rociar un poco de las bebidas en la tierra: chicha (licor de maíz), cerveza o aguardiente, y luego cada uno debe brindar con la tierra.
- Activar la tierra. Es el momento de comenzar a masticar sin tragar (chaqchar) un poco de hojas de coca y, mientras tanto, esperar el turno para poder ofrendar a la tierra.

Percibí que la vida es un dar para recibir, y aceptar la forma en que nos es devuelta, sin juzgar, ni pedir. Es demasiado grande todo lo que no entendemos, pero con el corazón podemos llegar a sentir esa profundidad del misterio de la vida. Doy gracias por el privilegio que para mí fue poder disfrutar de la compañía de los queros, ayudando a hacer una casa de adobe, bebiendo chicha, hablando de su visión de vida y, sobre todo, porque me aceptaron como a uno más.

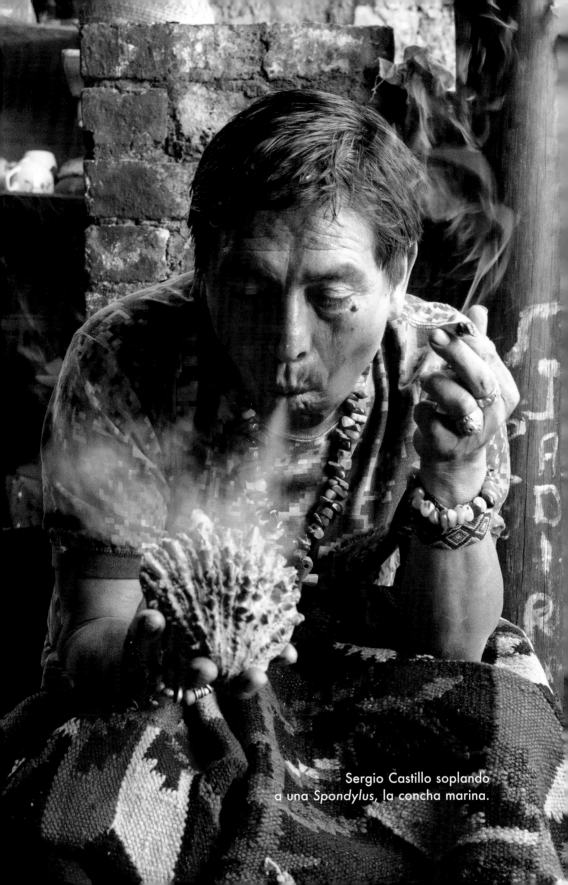

Sergio Castillo soplando
a una *Spondylus*, la concha marina.

• SERGIO CASTILLO •

De Lima a Huaraz, fuimos con mi gran amigo Guillermo Reaño, periodista y profesor de una calidad humana que tienen pocos hombres.

Salimos de Lima en un bus cama, bastante común para viajar en Perú. Son como aviones con ruedas pegadas al asfalto. La escalada en Huaraz, hasta unos tres mil metros, por carreteras que van al cielo. La vibración de la potencia del motor por la noche nos hace entrar en un sueño profundo y las orejas nos van indicando, como un altímetro, la presión de la altura. Desperté con la primera claridad del día, la montaña estaba presente y el frío me invadía el cuerpo. Por la ventana, veía pequeñas construcciones de lata y adobe, un mundo áspero casi sin plantas, las pitas para hacer cuerdas y el eucalipto como rey de estos parajes.

Llegamos a Huaraz, una ciudad de montaña, que fue destruida hace unos años por un gran terremoto, y ahora está rehecha desde los escombros. Caras de frío, de color rojizo azul, tensadas por el sol y la altura. Un punto de partida de muchas expediciones extranjeras que vienen a subir la cordillera blanca, la más alta y una de las más difíciles con altitudes superiores a seis mil metros. La majestuosidad, de la montaña con alrededor de seiscientos glaciares, me invade. Ante tanta inmensidad, cualquier agnóstico vuelve a creer en Dios.

Huaraz queda a seis horas de Chavín, pero hay que subir y cruzar la estepa andina, el altiplano. Mientras nuestro coche se convierte en una hormiga ante tanta vastedad mesetaria, vamos cruzándonos con lagunas perdidas, en las que observo el reflejo de lo que está arriba, que está abajo. Atravesando la pampa, vemos el monumento al Cristo nevado, una estatua gigante que nos indica el camino de descenso al valle secreto de Chavín.

Por esas fechas, justamente se estaban celebrando las fiestas patrias en la localidad. Guillermo había reservado una habitación en el hotel de la plaza de Armas, donde ese día había un gran concierto. Por lo general, en los pueblos de Perú, la música que tocan es lo de menos, porque son como los de *heavy metal*, cuanta más potencia en decibelios, mejor.

Llegó la noche y la cama de mi cuarto bailaba. El hotel parecía un antiguo convento, y yo rezaba a Dios para que pararan la música, pero duró hasta altas horas de la madrugada. A las pocas horas de conciliar el sueño, me despertó un platillo metálico que me aplastó con el mazo y golpeó y resonó dentro de mi cabeza. ¡Luego dispararon cinco cohetes como salidos de debajo de la cama franciscana! «¡*Welcome* fiestas patrias Chavín!».

Viendo que era imposible conciliar el sueño, decidí dar una vuelta por el pueblo y en el paseo encontré varios retablos hechos de pétalos de flor. Según me han explicado, son ofrendas que vienen de tradiciones paganas del lugar, que los católicos han invadido. La belleza efímera de las flores para un día. En la calle, pude observar a las mujeres vestidas tradicionalmente, con sombreros de fieltro, grandes polleras de colores, y con unos andares descompuestos que denotaban los kilómetros de subir y bajar las sierras escarpadas. A su lado, la hija con un tejano apretado y el móvil en la mano. En Perú, las imágenes de esta gente de otra época van muriendo día a día. El pasado quedará borrado y las pocas edificaciones que se salven de la quema del progreso serán blanco de las fotografías de los turistas.

Por la tarde, fuimos a ver una corrida de toros, por las fiestas patrias. Los toreros eran un par de españoles y un portugués. La plaza estaba repleta con los gorros de las mujeres y sus faldas, miradas inocentes de pueblecitos de gente que anda en subida y bajada, gente resistente, que no se asusta por un rayo. Pregunté a Guillermo si esto lo financiaba la municipalidad, pero me dijo que no, que las familias que tienen dinero son las que financian los eventos para ganar adeptos en su reconocimiento hacia su carrera política y acumulación de poder.

Al día siguiente, tuve la entrevista con Sergio Castillo, un hombre doblegado a la humildad, a la vida, con ojos tristes, pero con cierta luz interior. Su casa está al lado de las ruinas de Chavín; una casa humilde con un patio interior, tiene su templo sagrado con un fuego en el suelo para cocinar y elaborar sus medicinas. Sus cactus San Pedro para abrir las llaves del cielo, y sus encantos precolombinos y su fe a la cosmovisión andina. Prendió una cerilla de madera mientras le hablaba de mi proyecto del libro. Una vez quemada, me dijo con voz pausada: «Es una buena simbología si se quema y se levanta hacia el cosmos, indica una posición hacia los apus blancos. Tu libro se hará, pero pasarás dificultades y seguramente mucha gente no lo entenderá».

Entrevista a Sergio Castillo

¿Cómo te llamas?

• Sergio Castillo Chavín.

¿Dónde naciste?

• En Chavín.

¿A qué te dedicas?

• A la espiritualidad andina y cosmogónica, y a la medicina ancestral.

¿Dónde aprendiste?

• De mi abuela. Era una mujer que adoraba la naturaleza, su entorno, los bosques, los lagos encantados, la biodiversidad, la nieve, los santuarios. Vivía en el paso de Anachaias, por allí pasaban todos los peregrinos. Era una guardiana de la cumbre y tenía sus animales sagrados.

Este San Pedro que tienes en las manos, ¿dónde se ha criado?

• Crece frente a mi casa, porque a los San Pedro les gusta estar solos. Este tiene siete puntas, es el mismo que está en el friso del templo circular de Chavín.

¿Qué es el San Pedro para ti?

• Un antídoto, una planta inmunológica que tiene todas las propiedades farmacológicas naturales. Es la estrella del cosmos, hay de siete, de nueve, hasta de veintiocho puntas. El de veintiocho está en el Museo de Chan Chan, en el norte. Con la numerología se forma la cruz sagrada.

¿Cómo se toma el San Pedro?

• Se puede tomar como cualquier mate. El San Pedro es un espíritu protector, y su nombre autóctono es chuna, el que te da todos los vuelos mágicos y trae una nueva consciencia a tu alma. Te da conocimiento, es un viajero de la sabiduría, un viajero de luz.

Mi abuela lo utilizaba para curar, porque era partera o comadrona. Yo tenía un don desde niño y por eso he viajado. Chavín era un aeropuerto internacional, venían de todo el mundo, y desde aquí viajaba yo, despegaba y visitaba todo el mundo. Luego volvía. Entraba en el santuario desde muy pequeño y me metía dentro de las galerías, por las hornacinas. Estaba conectado con los dos reinos. Mi mundo era muy diferente al mundo de los otros niños. Mi padre y mi madre no lo entendían, me castigaban. Entonces yo huía e iba ver a mi abuela, que vivía cerca de la montaña tutelar. Me convidaba desde muy pequeño, era tejedora de mantas, y tejía los símbolos del San Pedro. La cruz sagrada del templo de Chavín.

¿Qué simboliza la cruz?

• La cruz simboliza otras dimensiones, trece en total, y el árbol de la vida y el ojo del apu que está dentro de la cosmovisión andina. Yo toco el instrumento, la antara, con pluma de cóndor. Chavín está situada entre las montañas de las cuatro cordilleras, la que está en el Pacífico, la Blanca, en el Occidente. Todas forman una espiral del universo andino, y el centro de la espiral es Chaupin (Chavín).

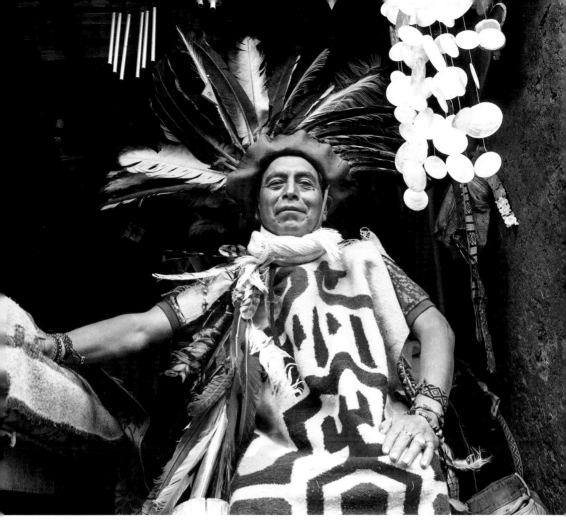

Sergio Castillo con un traje ceremonial.

¿Cómo te llegó esta información?

• Yo he hablado con muchas abuelas y abuelos para recopilar información.

He recuperado la memoria histórica, ahora enseño a los niños, son un material más puro para entender esta información. Luego me dediqué a la sanación, porque estuve muy enfermo, con todos los viajes que hacía, con las compenetraciones, en los Andes, en la selva, en el mar, a veces adquiría malas energías. Estamos en un mundo dual. Al absorber todas esas energías, tenía que recurrir a las plantas medicinales de la selva, de los Andes, del desierto.

En Chavín está la matriz del todo; también hay otras matrices que están en Mongolia, en Siberia, y estas matrices se unifican gracias a este camino multidiverso, la interculturalidad y la globalización de las plantas sagradas.

¿Cómo funciona tu sistema de curación?

• Mi método une todo el universo a través del corazón, el amor y la reciprocidad. Como antiguamente el trueque, había muchos elementos que valían más que el oro y la plata, como el *Spondylus*, valía como el diamante.

¿Por qué se le daba tanto valor?

• Venía de las profundidades del mar, era un vaso ceremonial para los maestros amautas de la época inca, los altos emisarios, los caracas, caciques de la época arcaica, y los purorunas y altarunas de la época, en que el hombre tenía que luchar con el medio ambiente, la naturaleza.

¿Qué realidades conoces de las trece?

• Manejado por la luna, trece ciclos lunares. Cada realidad que representa pasado, presente, futuro.

Cuando viene un paciente, ¿qué haces?

• Se prepara la planta, se hace la ofrenda, se prepara la música, se toma la wachuma, se baña en las aguas calientes para purificarse, luego se toman las plantas. Conversamos mucho con el paciente, sobre por qué ha tenido la visión de venir aquí. Consulto a la coca y con el tabaco, y ellos me avisan. Me conversa el San Pedro, me lo tomo y ya sé dónde está el problema.

Le doy la planta que necesita para su cuerpo astral, espiritual, y para su cuerpo físico. Mucha gente ha perdido la noción del alma y del espíritu. Viven muy tristes, necesitan mucho estímulo de amor y mucha confianza.

¿Qué es para ti el ícaro?

• Es el guía que te conduce a todos los espacios protegiéndote, y que te da los elementos primordiales de la curación.

¿Cómo ves el futuro?

• El que camina hacia la consciencia va bien. El sufrimiento de la humanidad se origina porque el hombre está cortando a pedazos la Tierra. El que ama el Pachamama es amado por ella.

¿Qué es para ti la mente?

• Es la purificación del alma, la mente tiene que estar conectada con el corazón. Para esto está el San Pedro, porque el San Pedro purifica la mente.

Nosotros formamos quipus (antiguo instrumento inca de registro y de comunicación), la logística de la planta, la logística de la numerología. Por eso, el abuelo *tawa* es el que integra los cuatro vientos, y el San Pedro, con los siete espíritus, conecta las siete direcciones. La luna conecta las trece direcciones el sol, la totalidad, y el cosmos y el universo, el espiral, lo infinito. Chavín es la intersección de los polos, está justamente en el eje de la dualidad.

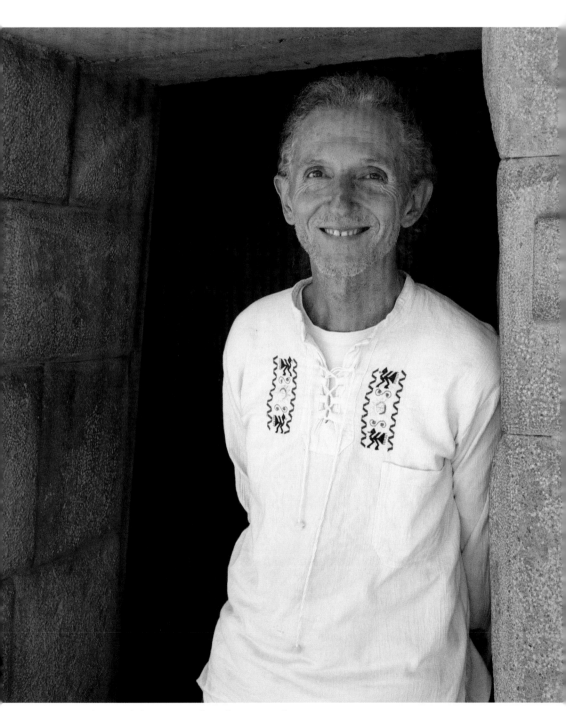

Alonso del Río, en el Valle Sagrado.

• ALONSO DEL RÍO •

Presentar a Alonso del Río es para mí un gran honor. Lo considero uno de los mejores eruditos en ecosófica que tiene actualmente el hemisferio sur.

La primera vez que escuché sobre él fue en Barcelona en 2012, porque tenía previsto dar un concierto en la ciudad. Me comentaron que era un chamán reconocido internacionalmente. Pensé «uno más de la *New Age* de chamancitos que se marquetea con la ayahuasca para buscar acólitos».

En el concierto, en un teatrillo de San Andrés de Barcelona, esperaba escuchar música de medicina tradicional, pero me sorprendió escuchar un cantautor de estilo pop con letras de mensaje místico. En la entrada al teatro había una mesa, donde vendían cuatro cosas de artesanía peruana, con varios cedés de Alonso y su libro. Me llamó la atención la portada, con un símbolo andino con una polaridad simétrica y su nombre, *Tawantinsuyo 5.0* (las cuatro regiones del universo). En esos instantes no pensé que sería uno de mis libros de referencia del mundo de la cosmovisión chamánica, pero cuando empecé a leerlo, advertí que muchas de las revelaciones que había tenido en las ceremonias de ayahuasca estaban plasmadas en él. Era como si hubieran sido bajadas de la nube del Google Drive y escritas con un lápiz de luz.

Parte de las enseñanzas chamánicas son trasmitidas en lo no verbal, podríamos decir que existe, o al menos es así como lo entiendo, una forma telepática de transmisión de un conocimiento codificado a través de las plantas, mediante el maestro. El adiestrado adquiere y transforma lo aprendido en experiencia propia, para convertirse en su propio maestro.

Las palabras del libro *Tawantinsuyo* las considero sagradas, en parte sacadas de la cosmovisión andina, otras inspiradas en el poder oculto de las plantas. Forman parte del orden divino de la naturaleza o de como diría don Alonso: ¿una montaña qué es, sino la constatación de una energía que percibo? Un punto más de luz en el camino.

En mi último viaje a Perú, no tenía previsto entrevistar a don Alonso del Río, pero por esas «casualidades casuales» fui a parar a su centro en el Valle Sagrado cerca de Písac. Encontré a un hombre pequeñito, de aspecto delicado, semejante a un duende. Había tenido ceremonia el día anterior y parecía algo cansado. Me presenté y le conté mi proyecto. Al principio parecía reacio. Me miró como a otro pesado en busca de chamanes y ayahuasqueros para beneficio propio, para luego colgarlo en su Facebook como algún otro trofeo. Muy lejos de mi propósito, eso espero. Le conté mi proyecto y, al final, accedió.

Don Alonso empezó con una dialéctica muy afinada. Con cada pregunta que le hacía, tenía la sensación de que sus respuestas eran como un ícaro (canto mágico). Igual que los cantos en las ceremonias que bajan de la nube invisible en un orden aleatorio. Es el arte de fluir en la presencia.

Terminé la entrevista y le pedí si podía hacer unas fotos y si quería cantar un ícaro. Me comentó que los ícaros no pueden ser reproducidos fuera de las ceremonias, porque es la propia planta la que los canta a través del maestro. Accedió a hacer las fotos, y cuando las revisé, mi sorpresa fue que detrás había como una especie de luz blanca… Algo más acompañaba a don Alonso del Río, lo había percibido durante la entrevista: serán duendes o plantas o su propia energía.

Entrevista a Alonso del Río

¿Cuáles son tus orígenes, Alonso?

• Nací en Lima, Perú. Viví allí una época bendecida, porque aún era una ciudad pequeña y muy tranquila. No la gran ciudad en que se ha convertido ahora. Estuve ahí hasta los dieciséis años, de allí me llegó la información suficiente para empezar con mi curiosidad por las plantas sagradas.

¿Cómo te vino esa formación?

• Por amigos.

¿De dónde te nutrías?

• En la pura experimentación, no hubo ningún guía en ese tiempo. Empecé a tomar wachuma, y encontré un guía. Hubo como una voz interior que me guio en qué hacer y no hacer. Esto lo agradezco mucho, porque hay mucha gente que se puede quedar confundida o simplemente en la superficialidad. Era una cosa muy extraña en esa época, porque evidentemente no tenía ningún tipo de raíz, ni nadie que me guiara. Mi padre despreciaba la cultura indígena. La cultura, decía, está en Europa… Pues se equivocó.

¿Cómo progresaste?

• Tomando poco a poco la wachuma. La gente que tomaba este tipo de plantas podía entrar en una universidad. Lo más importante, para mí, era entender que la vida no acababa en la esquina. Había una sensación de algo mágico, de algo que me estaba perdiendo. A veces, te paras en el umbral de la magia y esperas a que algo importante suceda. Vivir con esa sensación de que algo grande puede pasar era un milagro para la vida plana y rutinaria de una ciudad. De allí, la vida me llevó a Pucallpa. Mi madre fue a trabajar a Pucallpa y allí fue la primera vez que tomé ayahuasca.

¿Cómo fue esa primera vez que tomaste ayahuasca?

• Fue una experiencia deslumbrante… Formas, colores, imágenes, más que todo era la sensación de que todo pasaba muy rápido y yo no podía agarrar nada. Ver y ver algo inexplicable que no entendía; pero me gustaba esa experiencia. En esa época, en Pucallpa, había un chamancito en cada esquina.

No me gustaba la onda del curandero, pero íbamos a tomar la medicina y con su permiso nos íbamos para terminarla en el sillón de mi casa escuchando Pink Floyd. Conocí a don Benito, curandero, shipibo, me gustó y me encariñé con él.

Fue una experiencia increíble conocer el mundo de los shipibos, pero llegó un momento en que preferí tomar distancia. Por un lado, respeto mucho la abnegada labor que tiene un curandero, pues siempre andan enfrentándose a los malos, a los brujos. Sus ceremonias son realmente campos de batalla, y es una cosa a la que nunca me acostumbré.

También tomaba solo y vi que era otra cosa, las ceremonias eran maravillosas. Pero cuando volvía a tomar con ellos, en sus ceremonias, era una batalla campal, tenías que entrar con casco y traje antibalas. Por eso empecé a tomar distancia, porque de alguna forma estaban subutilizando la medicina. Personas que están en una vibración muy baja, utilizando la medicina para hacer daño y siempre está esto del golpe por golpe. Las sospechas de «él me embrujó, yo le devuelvo» es una cosa que no acaba nunca. Como las guerras épicas de clanes contra clanes.

¿Por qué crees que la ayahuasca está con estas energías del bien y del mal?

• Yo no creo que la ayahuasca esté en eso, es una herramienta, y depende de quien la usa. Pienso que a ellos les corresponde en ese momento, en su propia evolución. Depende de quién utiliza las cosas, para encontrar un resultado diferente.

Yo creo que a ellos no se les pasa por la cabeza, ni en el mundo shipibo, utilizar ayahuasca para el desarrollo de la consciencia. Para ellos, es una cosa principalmente utilitaria, para sanar las enfermedades, pero esto del desarrollo de la consciencia no está ni siquiera dentro de su campo perceptivo. Es algo nuevo, que no tiene más de treinta años. Aunque es cierto que los shipibos tienen una cultura desarrollada y muy avanzada sobre el entendimiento de las plantas.

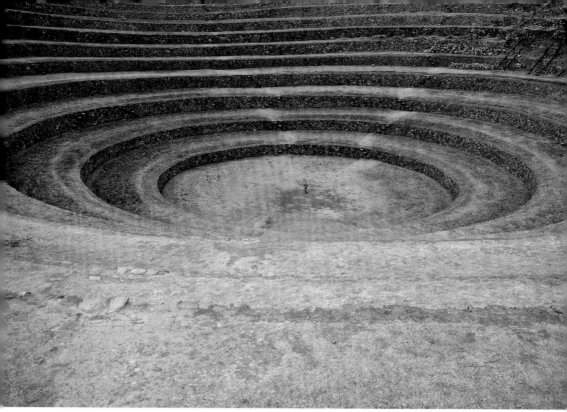

Moray, Valle Sagrado.

¿Es evidente que han evolucionado a una consciencia a través de las plantas?

• Sí y no, porque cuando te das cuenta de que se puede desarrollar una técnica y una habilidad muy sofisticada, aun actualmente, me quedo maravillado. Sin embargo, hay elementos en su cultura, como la fiesta Ani Sheati, si esto viene de la medicina, esto es una locura, mutilar a una mujer de esa manera. Eso se practicaba hasta la década de 1970 y tardé un poco en darme cuenta de lo que implicaba. Por eso, que no me digan que la ayahuasca es como una faja transportadora que te hace evolucionar, porque no es así.

¿Te formaste con Benito?

• Sí, recibí la formación, tradicional, de las dietas tomando plantas. Entendí que los retiros eran una forma de interiorizarse en uno mismo, pero don Benito curaba básicamente con los ícaros. En gran parte, ese es uno de los logros de la cultura shipiba. Hasta un punto tal que se puede influir en la materia. Es una cosa sorprendente, es parte de una técnica. Hay gente muy fuerte en la selva y no me cabe duda, pero habría que dejar una diferenciación muy clara entre manejar un poder y desarrollar la consciencia, no necesariamente son cosas que vayan juntas.

Según lo que entiendo, ¿tú no crees que las plantas ayuden a producir un estado de consciencia?

• No automáticamente; si no, no tendrías el camino del yube, el camino malo. El brujo toma la misma ayahuasca que los curanderos, pero ellos no evolucionan en la consciencia, sino que evolucionan con el poder, pueden matar a gente, como el que pisa a una cucaracha. Eso no es ningún tipo de consciencia. ¿Qué es evolución, sino el respeto de los valores humanos? El poder es un nivel al que tú llegas, y cuando más rápido lo entiendes, lo trasciendes para ponerlo al servicio de los demás. Un curandero utiliza su poder para salvar una vida; el malero para matar.

Existe una línea invisible muy fina entre un brujo y un curandero, pero el brujo también puede curar. A veces hay que ir a ver a un brujo, porque es el único que sabe cómo curar la brujería. También existen los curanderos para que te magneticen, para que puedas encontrar una mujer. Los brujos pueden hacer amarres para doblegar la voluntad de una mujer. La primera es como echarle perfume, ponerte guapo. La segunda es coartar la voluntad de una persona, y eso sí que pueden hacerlo. Cuando tú vas a una ceremonia, no sabes lo que están haciendo, ni te lo van a decir. El punto que diferencia a un verdadero curandero es ese, que no devuelve el daño al brujo, porque normalmente se devuelve el daño a quien lo ha hecho. Cuando una persona ha sido atacada por un malero y esa persona va a ver al curandero y le saca el mal, el curandero pregunta qué quiere que haga con ese mal. Si quiere que lo devuelva al brujo, muchos pacientes dicen de devolvérselo al brujo, pero los verdaderos curanderos ni lo preguntan, limpian y lo botan al universo. Creo que solo hay un 1% que esté en ese nivel de consciencia.

Para ti, ¿qué son las plantas?

• Hay dos cosas importantes: por una parte, una bioquímica y, por otra, una energía, que aún no acabamos de entender muy bien. Esa energía es inteligente, porque hace que una planta actúe de manera selectiva en cada persona. En el caso de la ayahuasca, es un cóctel de veinte alcaloides. La gente que no sabe dice que es una mezcla con DMT. Pero hay veinte sustancias que actúan, sinérgica y selectivamente. Esto hace, en simultáneo, una interacción con tu propia bioquímica y son los efectos impredecibles. Esta es la parte que no se va a entender nunca, esa cosa de que la naturaleza es un ser inteligente. Creo que para los humanos aún estamos muy lejos de entender la inteligencia de las plantas.

De allí le viene la parte folclórica, cuando llamas a la ayahuasca «madre ayahuasca», «abuela ayahuasca», «espíritu», al final no sabes ni de lo que estás hablando, no estamos hablando de una planta, sino de un compuesto.

¿Las plantas que se dietan llevan todas alcaloides?

• No necesariamente son plantas alcaloides.

Dentro del mundo amazónico, las suelen clasificar en tres grupos: doctores, renegadores y protectores.

• Bueno, por ejemplo, los doctores sí que te pueden curar una parte física, pero yo imagino que la parte alta de la información es la vibración que traen. Un nivel de vibración que se codifica y se manifiesta con propiedades médicas, pero antes de eso hay una información más básica, a la que es bueno que acceda la gente.

¿Cómo interactúan estas plantas con nuestra psique y qué diferencia crees que hay entre las plantas llamadas sagradas y las que sirven para curar?

• Las yerberas con finalidades fitomédicas sirven para curar las dolencias, pero no para modificar la mala actitud de la persona.

¿Crees que existe un espíritu en las plantas?

• Algo parecido; yo lo llamo energía. Todas las plantas tienen una energía. Hasta la brizna del pasto tiene su parte física y su parte energética. Es parte de una dualidad.

¿Todo es dual para ti?

• Todos nuestros órganos de percepción están en la mente, que no es capaz de percibir la dualidad. Allí es justamente donde está la oportunidad de seguir creciendo.

Las plantas maestras te brindan la posibilidad de ver la dualidad, pero es como lo que contaba al principio: estás sentado en un umbral y sabes que algo grande tiene que suceder. Eso otro grande justamente es ver la dualidad, allí la figura está completa, de alguna forma es la salida de todo conflicto. Mientras no lo ves, experimentas la dualidad de todas maneras, pero solo por segmentos te golpeas en un lado y luego te golpeas con otro. No tienes memoria de lo que pasó en un momento y en el otro, y andamos así, sin entender la dinámica de por qué andamos golpeando.

¿Qué es para ti la sanación?

• El orden. Yo creo que existe un orden, en la naturaleza, en el universo, que se manifiesta nivel por nivel, desde los arquetipos y las cosas más básicas, y este orden es un orden fractal, que repite un patrón. Cuando llega a la esfera humana, lo que nos puede dar realmente una noción de sanación es captar ese orden, para poder vivir con él en armonía.

¿Hay que vivir retirado para estar sano?

• Con el nivel de caos que tienen las ciudades, yo creo que uno tendría que ser una persona con un orden muy consolidado para poder resistir la vibración del desorden. Yo creo que el desorden vibra.

Cuando uno ordena su cuarto, cambia la vibración, y esto es una evidencia perceptible. Las ciudades son desordenadas y me enferman, pero en la naturaleza ese orden está estructurado y a mí me cura. Tendrías que ser muy poderoso para irradiar una luz y crear un orden, pero cómo vas a imponerlo si hay personas que no lo quieren. Uno tiene que descubrirlo por su propia madurez. Uno tiene que amar el orden, y de él salen las guías, pero yo no puedo ir y obligar a nadie, porque luego eso sería un desorden.

Para ti, ¿qué es la selva?

• Es el lugar del planeta donde está concentrada la mayor cantidad de vida. No creo que solo sea un accidente geográfico, energéticamente tiene que pasar algo importante para concentrar todos los elementos que permitan que la vida se manifieste de esa manera.

¿Qué son las dietas para ti?

• Son importantes, son un tiempo de retiro para explorarte a ti mismo y explorar también las plantas que te ofrecen. Hacer esa relación con esos seres maravillosos.

Uno empieza a dietar para sanarse de alguna brujería o se está fortaleciendo para poder curar.

La visión que uno tiene en la selva es más integrada, totalmente contraria al antropocentrismo. Cuando uno dieta uno de esos árboles gigantes, que tienen más de mil años, te sientes como una hormiga a su lado. Cómo no le vas a llamar maestro a un árbol. El ser humano y su arrogancia son una gran limitación, porque no permiten reconocer otras formas de vida que hayan podido desarrollar otros niveles de energía.

¿Qué es necesario para que un maestro haga una buena ceremonia?

• En el mundo occidental, hay cirujanos que hacen su trabajo y, si es un buen profesional, te va cortar lo que sea necesario, sin que a ti te importe si hace dos días ha estado ebrio en el sofá de su casa. Mientras haga su trabajo bien, ¿a quién le va importar? Para una persona que va a guiar una ceremonia, eso no es así. Tú puedes ponerte la Kuschma y el traje ceremonial, pero eso no es suficiente. Lo que uno crea, en una ceremonia, es un estado, un estado de hipersensibilidad, a través de la medicina. No se comunica en una forma convencional, con palabras, ni siquiera con la mente, sino que todas las formas y sistemas de percepción están en ese momento funcionando. Entonces es imposible que tú me ocultes información sobre tu ser, ya que todo lo que tú eres se verá reflejado en una ceremonia, y mucho más si eres la persona que guía la ceremonia, porque tienes una mayor potencia. Eso es lo que va a definir la energía de la ceremonia. En este punto, pongo énfasis en que, si vas a convidar, seas español, peruano o shipibo, si eres una persona mentirosa, alcohólica o de emociones negativas, resentida, envidiosa…, eso no lo puedes dejar en la puerta del templo.

Todo eso es lo que traes a la ceremonia y es lo que compartes en el vasito, eso es lo que la gente va a tomar. Es allí donde está la diferencia de asistir a la ceremonia de uno o de otro.

¿Qué diferencias hay, para ti, entre la medicina convencional, ortodoxa, y la medicina chamánica?

• Está claro que la medicina ortodoxa es una gran medicina y puede salvar muchas vidas, pero no deja de ser la subsidiaria de la industria farmacéutica. Esto es un capítulo inmenso, en el que no me gustaría entrar, porque estoy totalmente en desacuerdo con que los gobiernos permitan que la prioridad sea el lucro de las empresas farmacéuticas y no la salud de las personas. Ahora, dentro del pequeño espacio, hay la buena intención en los médicos. Tengo muchos amigos médicos que toman ayahuasca y te juro que ponen el corazón para salvar a cada persona, pero forman parte de un sistema que está podrido. Y si no se hablan las cosas con claridad, es bien difícil que se pueda rescatar eso. Dentro de toda esa buena voluntad, creo que todavía no logran ver un milímetro más allá de lo que realmente es un sistema médico. Por lo tanto, tenemos mucho que aprender de los pueblos tradicionales, para poder entender que no solamente es el cuerpo.

Pero, perdóname, según hablabas, en un principio, decías que la medicina tradicional utilizada en los pueblos tenía sus limitaciones.

• Sí, y creo que aún no saben cómo funciona.

Pero un curandero sí que sabe cómo funciona.

• Hasta cierto punto. Por eso te digo que hablo de algo más que de una técnica o de un entendimiento, porque nadie te va a explicar cómo cura un ícaro y muy pocas personas te pueden contar cómo funciona.

En el sistema occidental, toman los síntomas como la enfermedad, así que vas al doctor y le dices qué te duele o te hacen una analítica y dentro de los parámetros, de una normalidad estadística, te darán una pastilla, que posiblemente te suprimirá el síntoma. Por ejemplo, si tienes una inflamación en el hígado, para ellos el hígado sigue siendo la enfermedad. Para nosotros es simplemente el síntoma, ya que pensamos que hay algo en el ser que está manifestando una enfermedad en el hígado. Allí, es donde viene el siguiente nivel: ¿qué cosa en nuestro mundo emocional y mental está generando esa enfermedad?

Entonces, lo que no tienen claro para nada es la etiología de la enfermedad, de dónde proviene, dónde está el origen. Los médicos llaman enfermedad al conjunto de síntomas, pero simplemente, la enfermedad no es eso. Lo que tenemos en el pensamiento es lo que nos enferma: una actitud sostenida durante décadas, que, a la vez, va a generar pésimas emociones, que deprimirán tu sistema inmunológico. Puede ser que esa persona contraiga una enfermedad y otra no, porque esto ya depende de otras variables. Cada ser humano viene con una energía, unos son más fuertes, otros más débiles, otros más sensibles y otros son más insensibles. Las personas sensibles enferman más.

¿Tú crees que tenemos varios cuerpos?

• Definitivamente, sí, por ahí va el tema. La medicina occidental solamente cree en lo que puede ver, pero es una cosa ridícula, porque no estamos en el siglo XIII. En el siglo XIII negaban lo que no podían ver, pero cuando se inventaron los telescopios, vieron que había algo más allá. Habría que tener un mínimo de humildad para reconocer que no existe solo lo que se puede ver. Esto es un delito que se está cometiendo ante la vida, porque hay más cuerpos aparte del físico.

¿Cuántos cuerpos reconoces?

• Tradicionalmente, la gente dice que son siete, pero llego a entender que hay hasta cuatro. Me parece que, justamente después del cuarto, ya son abstractos y no hay forma de darles cualidades y propiedades.

Sin embargo, los veo bien claros: cuerpo físico, emocional, mental y después viene otro al que no le pongo nombre, que es el corazón. Ahí es donde está la cosa, porque todas las enfermedades están entre el tercero y el segundo, y el cuerpo físico es el recipiente, donde se manifiestan todas las enfermedades.

¿Qué es para ti la cosmovisión andina?

• En toda la historia de la humanidad no ha habido solamente una línea de evolución, pues hemos evolucionado de seres que conocían el fuego. En la prehistoria, nuestros ancestros lograron un desarrollo de sabiduría inimaginable, no sé por qué razones. En los últimos diez mil años, ya hubo personas que han conducido civilizaciones a un nivel increíble. Ha habido una sabiduría ancestral, que me parece innegable, pero es evidente que no todas las personas que vivieron en ese momento llegaron al mismo nivel de entendimiento.

¿Es lo mismo que pasa ahora?

• Sí, pero lo increíble es que los académicos no tengan la generosidad de poder reconocer que hace cinco mil años había personas diez mil veces más listas de lo que son ellos en este momento. Allí hay un grave hueco, que han creado con su arrogancia y que está ahí, simplemente para quien lo pueda ver. Algo muy parecido sucede con la cultura andina, ya que, cuando aprendes un poco a leer a través de sus símbolos, te das cuenta de que están hablando de cosas importantísimas y de una profundidad inalcanzable para la mayoría de los seres humanos.

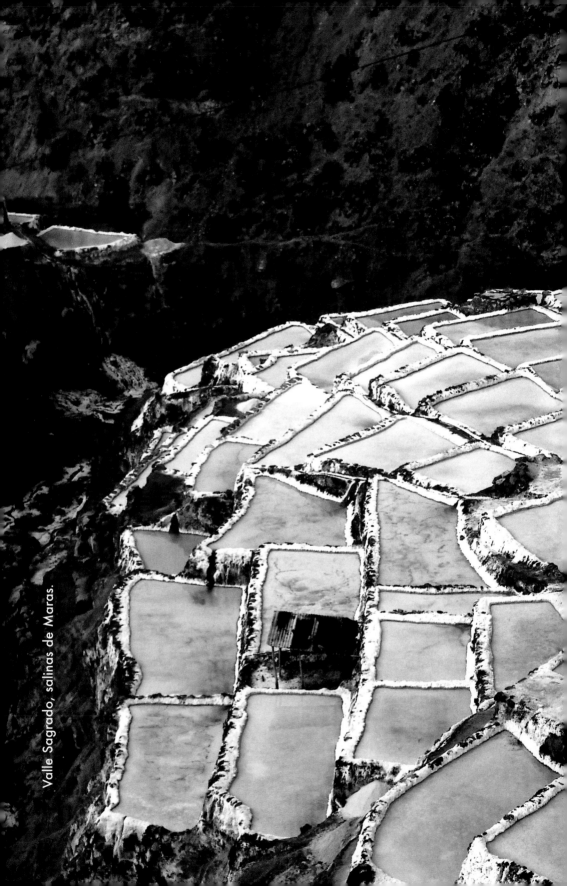

Valle Sagrado, salinas de Maras.

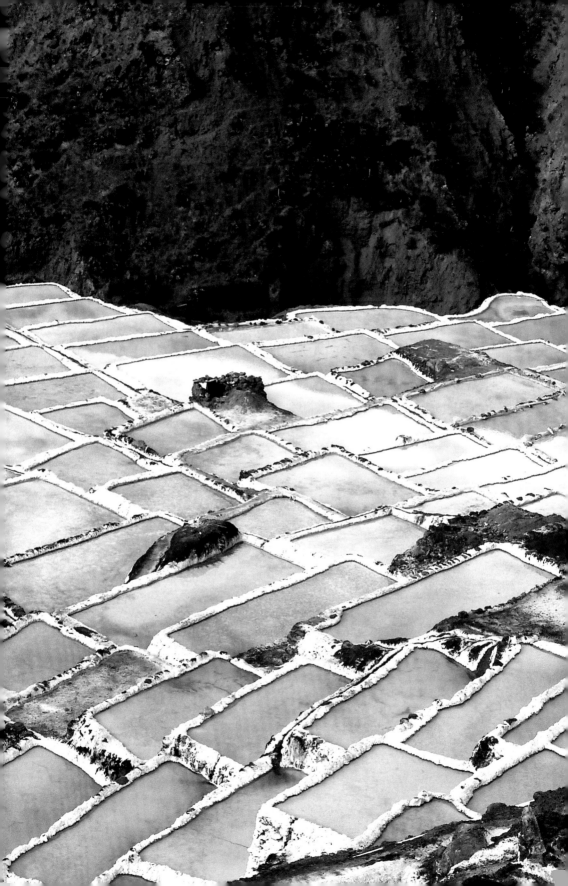

Si te vas metiendo y metiendo, vas a llegar a un nivel de entendimiento filosófico, en el que te darás cuenta de que esa gente no estaba en tonterías. Tenían una concepción muy profunda del ser.

Una de las principales cosas que necesitamos entender es la preexistencia, porque uno puede conocer la cosmovisión popular, que puedes encontrar representada en los mercados, que te habla de los tres mundos, ponen al cóndor, al puma y al águila. Pues eso es lo que todo el mundo sabe, y está bien, pero es la punta del iceberg para entender lo que significa. Más allá de todo esto, lo que venimos trabajando en el libro es la dualidad de la expresión inalterable de la unidad. Podemos ver cómo desde el origen de la creación hay un punto que no se modifica, y cómo hay otro punto que se embarca en toda la aventura de la diversidad, para que podamos expresarnos como somos. Entonces el poder de reconocernos como cada uno y ser una expresión de esa diversidad es lo que me parece realmente impresionante. La cantidad de energía que aporta en tu vida es descomunal. El acabar con el conflicto de la diversidad y poder respetar todas las discrepancias, la tolerancia en la que uno puede vivir.

Existe una dualidad que es conflictiva, que es antagónica, y otra dualidad que es complementaria. Entonces, dentro de la idea de la Kay Pacha que representa el brazo horizontal de la cruz, está la dualidad que es antagónica, que siempre va a estar en términos de bien y mal, día y noche; son los opuestos destructivos que pugnan. Mientras en el eje vertical está la dualidad complementaria, que es justamente la unidad con la diversidad, y es allí donde uno entiende que quiere vivir.

Pero, si quieres vivir en el conflicto, o entras en una dinámica que te permite huir inmediatamente, o accedes a una posición que encuentre la complementariedad en tu rival.

Son palabras mayores. El tema es que estamos identificados con un segmento de nuestra mente, que es nuestra ideología, y que consideramos como el último punto más sagrado, donde tenemos la identidad. Entonces, cada vez que alguien ofende, critica o ataca tu identidad o tus creencias, entras en crisis, en una situación de conflicto. Lo que te está proponiendo el universo es simplemente la desmitificación, porque, si no, lo vas a pasar mal. Tan rápido huyes del conflicto que, si tú quieres defender tus creencias y entramos en conflicto, inmediatamente te digo: «Hermano, toma la razón».

La cuestión es abrirse a la posibilidad de un entendimiento mayor. Las ideologías y las creencias son totalmente relativas, las utilizas mientras te sirven, pero en el momento en que entran en un conflicto, yo te las regalo, no me interesan.

Puedo exponer mi punto de vista mientras a la gente le interese. Esto es cosmovisión andina, pero no es la que vas a encontrar en la calle.

¿En qué nivel crees que hay conocimiento, en la actualidad, de ese mundo perdido en el pasado?

• Muchos antropólogos han escrito toneladas de libros sobre el tema. Recientemente, algunos han empezado a tener un cierto interés en las plantas sagradas. Yo creo que es un punto fundamental para poder entender la cultura chamánica, pues para entenderla tienes que ser parte de ella. No puedes entenderla desde fuera, casi todo lo que se ha escrito se ha hecho desde fuera. Ven en la piedra ocho ángulos y uno de treinta y cinco grados, que, si sacas una regla y un compás, lo mides todo, pero no te dicen nada. Yo creo que lo que te ayuda a entender son los símbolos y eso son las plantas sagradas. Para los antropólogos, uno de los paradigmas es entender a las sociedades de acuerdo con el medio geográfico en que vivían. Hasta ahora es lo más común en toda la interpretación antropológica.

Las plantas sagradas han creado la cultura, y no hay manera de entender los símbolos si no te tomas las plantas. Los símbolos vienen a la ceremonia para que puedas entender de lo que estamos hablando.

Hablas de plantas sagradas que existen en el Valle Sagrado, ¿cuáles son las que reconoces como tales?

• Los incas tenían conocimiento de la ayahuasca, que es un nombre quechua, también de la vilca, a la que en la Amazonía le llaman yopo. Tenían conocimiento de la wachuma, la coca y, además, el conocimiento de hongos, que se ha perdido.

La coca es una planta mayor, pues, de todas las plantas sagradas, es la que se le otorgó al ser humano para su vida cotidiana. Digamos que te coloca en un nivel de consciencia que te permite interactuar de una manera positiva en tu vida diaria, y no es como la wachuma o la ayahuasca, que evidentemente son plantas ceremoniales.

La coca está ligada a la ceremonia de la vida y no por eso es que sea menos, pues creo que tiene un poder infinito, como cualquier otra. Aunque no es como la ayahuasca, que tiene fuegos artificiales, tiene un poder mucho más sutil y es más difícil de entender. La mayoría de la gente se impresiona por las plantas que son fuertes, más psicodélicas, y no tienen la sensibilidad de entender una planta tan sutil como la coca.

Es parte de una cosmovisión, porque está ligada a la ceremonia de la vida, que en una situación como esta es el compartir. Ahora, si yo no hubiera tenido ceremonia ayer, estaríamos compartiendo, soplando a los apus, pues se integra todo lo que está afuera, que es sagrado, en la vida cotidiana.

Los apus no solo son montañas, son una energía que está allí, escuchando nuestra conversación, estarán riendo o sonriendo, no lo sabemos.

¿Qué son para ti los apus?

• Tengo una visión personal muy integradora, que justamente fue parte del proceso de entender la vida. No veo esto de separar entre la materia y el espíritu, para mí simplemente son las dos caras de la misma moneda. Así como las piedras son una energía, tienen un nivel de consciencia, manejan una información, y son capaces de recibir y transmitir. Una montaña es mucho mayor que una piedra o una montaña pequeña, a eso le llamamos apus. La gente, lo folclórico, el espíritu, yo no sé, es parte del folclore, pero para mí el ver una montaña de seis mil metros, incluso, la misma expresión estética, es un manejo de información, está trasmitiendo algo, y esto tiene una vibración, que se traduce de muchas maneras. Los seres humanos tenemos la habilidad de llegar a un nivel de vibración para alcanzar un espacio común en donde podamos intercambiar información con estos seres. Pero si simplemente lo vemos con los ojos de la mente, la mente te dice que eres un cretino.

La montaña es una montaña, está compuesta de granito y no sé de qué otros materiales, pero nunca vas a poder entablar una relación de igualdad que te permita intercambiar información. Ahora se están inventando este tipo de conceptos que antes eran lo más vulgar… ¿Quién descubrió el ecosofismo? ¿Patentado? Sí que creo que despojarte de la arrogancia te va a permitir comunicarte con otras formas de vida.

¿Cómo te definirías?

• Un trabajador para el desarrollo de la consciencia, pero he salido del cuento de la ayahuasca. Yo uso la ayahuasca porque me parece que genera un estado de expansión de la consciencia, a través del cual puedo ayudar a las personas a sanar sus principales conflictos. Ya tengo un trabajo, un sistema organizado, para identificar desde el tema ancestral hasta situaciones, como dicen los dakotas, todas mis relaciones. Creo que todas las relaciones tienen que ser cuidadosamente escrudiñadas y limpiadas, es decir, sanadas. Ancestros, padres, linaje masculino, energía masculina, arquetipos, madre.

¿Con una sola ceremonia es suficiente?

• No, es un trabajo para toda una vida; de hecho, una primera ceremonia te abre una posibilidad. Normalmente, cuando viajo, hago un taller, en general hago una ceremonia con ayahuasca y otra ceremonia con wachuma.

En la ceremonia de ayahuasca es prácticamente todo autoconocimiento y exploración; allí dejo que las cosas fluyan. En la ceremonia de wachuma es donde puedo ordenar. En la ceremonia de ayahuasca, el estado al que te lleva la ayahuasca no te permite la interacción: tú no puedes hablar con las personas. Ese es un estudio que me gané gracias a un científico ruso, que midió el campo áurico y vio que la parte intelectual se te anula, no puedes hablar, no puedes integrar.

En cambio, con la wachuma no pasa eso, uno logra entender desde lo intelectual muchas cosas que te van a ayudar a darle a todo realmente un orden, por eso estábamos hablando de la relación entre salud y orden. Entonces, eso es lo que proponemos.

Tú te vas a Pucallpa y tomas medicina y el curandero no se va a preocupar de cómo es tu vida, ni en qué te puede ayudar, no creo que ni siquiera tenga la capacidad de saber quién eres tú. Las plantas sagradas no funcionan solas, lo que te va a dar ese curandero, más que aclararte, es más confusión. En cambio, lo que nosotros trabajamos es el desequilibrio de la desinformación, lo que brindamos a la gente es un sistema sólido y coherente para que no pase eso.

Yo tengo un gran conocimiento, son cuarenta años que vengo tomando; imagínate cómo he podido comprimirlo. Lo que sucede es que no todo el mundo tiene interés, la mayoría de la gente me dice: dame medicina y cállate la boca.

Son pocas las personas que vienen y son sensibles y quieren un camino. El que quiere camino, aquí tenemos un camino.

El principal objetivo es reconectar a la gente con su actividad material, porque eso es lo primero que rechazan. Por ejemplo, vienen chicos que trabajan en California, cosechando marihuana y luego vienen aquí, a Písac, y quieren vivir diez meses al año tomando medicina un día sí y un día no. Y no trabajan, porque la mayor parte es gente que no tiene ni idea, ni intención de entrar en un camino. Yo llegué a la selva y es todo lo contrario. Después de una ceremonia que ha terminado a las seis de la mañana, el curandero se levanta temprano, afila su machete y se va a trabajar a su chacra.

Esto es lo que te da la raíz, es lo que te permite, si no estamos en nada, simplemente en viajes astrales, dejar a un lado las tonterías. Y, finalmente, las especulaciones, porque llegas a un punto en que interpretas la realidad como te da la gana. Y no porque tengas derecho, sino porque simplemente no produces. Puedes abrir miles de puertas, hay algunas que te van a llevar a algún lugar.

A mí me ayudó la ayahuasca, pero más que la planta en sí, es tu actitud. Yo lo entendí desde joven, que si no trabajas te vas a volver un idiota como cualquiera, así que la planta te va a usar como una droga. Mi vida está llena de trabajo, trabajo dieciocho horas al día y soy muy feliz de esa manera; podría no hacerlo, podría dedicarme a tocar la guitarra todo el día.

Creo que es muy importante el servir, creas el flujo a medida que entregas y te vacías, recibes. Si tú utilizas la ayahuasca y te quedas en eso y no sirves a nadie, por más que tomes mil veces, no vas a recibir nada más. Hay algo muy importante que deben aprender sobre todo los que recién empiezan: si no vives para servir, no sirves para vivir.

El trabajo es lo que te ordena, no hay manera de desarrollar la consciencia si no desarrollas la responsabilidad. Tú tienes que hacerte responsable y si no te haces responsable de nada ni de nadie, y si no tienes a nadie ni nada de lo que eres responsable, te lo inventas, y asumes una responsabilidad, y allí te vas a dar cuenta de que vas a alcanzar el siguiente anillo de crecimiento. Cuanta más responsabilidad asumes, más consciencia te llega.

Bibliografía

Bianchi, A. (1996). «Lineamientos farmacológicos y etnofarma-cológicos», *Despierta, remedio, cuenta. Adivinos y médicos del Ande,* Tomo I. Lima: editado por Mario Polia.

Burger, R.L. (1992). *Chavín and the Origins of Andean Civilization.* Nueva York: Thames and Hudson.

Daniélou, A. (1992). «Las divinidades alucinógenas». *Takiwasi,* n.º1. En: www.takiwasi.com/Revista_1/Las_divinidades_alucinogenas.html

Escohotado, A. (2004). *Posibilidades terapéuticas de la planta del tabaco. Los fumadores, entre el atraco y la estafa.* En: www.escohotado.org

Gately, I. (2003). *La diva nicotina. Historia del tabaco.* Barcelona: Ediciones B.

Giove, R. (2002). *La liana de los muertos al rescate de la vida.* Tarapoto: Takiwasi.

Heitzeneder, A. (2010). «The Coca-leaf, miracle good or social menace?». *Diplomarbeit.* Viena: Universität Wien, Philologisch-Kulturwissenschaftliche Fakultät.

Labate, B. (2004). *A reinvencao do uso da ayahuasca nos centros urbanos.* São Paolo: Mercado de Letras.

Luna, L.E. (1999). *Ayahusaca Vision.* Berkeley: North Atlantic Berkeley.

Mabit, J. (2006). «El saber médico tradicional y la drogadicción». En: www. takiwasi.com/esp/difuesp02.php

Masgrau, M. (2004). *El placer de dejar de fumar.* Barcelona: Quaderns.

Muro, A. (2006). «Fumar paquete y medio de cigarrillos al día durante un año es como recibir la radioactividad equivalente a 300 radiografías». En: www.dsalud.com

Narby, J. (1997). *La serpiente cósmica, el ADN y los orígenes del saber*. Tarapoto: Takiwasi y Racimos de Ungurahui.

Navarro, É.; Vargas, R.; Martínez, R.; Padilla, B.; Ruiz, D., y Thorne, Be. (2005). «Factores asociados al consumo de cigarrillos en adultos del suroccidente de Barranquilla (Colombia)». *Salud Uninorte*. Barranquilla.

Puig Domènech, R. (2008). «Posibilidades terapéuticas de la planta del tabaco en el tratamiento de la adicción al consumo de cigarrillos». En: http://200.21.104.25/culturaydroga/downloads/culturaydroga13(15)_4.pdf

Shultes, R. y Hofmann, A. (1993). *Plantas de los dioses. Orígenes del uso de los alucinógenos*. México: Fondo de Cultura Económica.

Schultes, R.E. y Raffauf, R.F. (2004). *El bejuco del alma: los médicos tradicionales de la Amazonía*. Bogotá: El Áncora Editores.

Torres Romero, J. (2001). «Transmisión del conocimiento médico tradicional». En: http://www.takiwasi.com/docs/arti_esp/transmision_conocimiento_medico.pdf

Torres Romero, J. (2000). *Biografía de Don Solón. 1918-2010*. Lima: Edición Independiente.

Wilbert, J. (2006). «El significado cultural del uso del tabaco en Sudamérica». En: http://www.antro.uu.se/acta/sample_significado.html (3 of 23)4/5/2006 07:50:35)

editorial **K** airós

Puede recibir información sobre nuestros
libros y colecciones o hacer comentarios
acerca de nuestras temáticas en:

www.editorialkairos.com

Numancia, 117-121 • 08029 Barcelona • España
tel +34 934 949 490 • info@editorialkairos.com